T0194488

essentials

essentials liefern aktuelles Wissen in konzentrierter Form. Die Essenz dessen, worauf es als „State-of-the-Art" in der gegenwärtigen Fachdiskussion oder in der Praxis ankommt. *essentials* informieren schnell, unkompliziert und verständlich

- als Einführung in ein aktuelles Thema aus Ihrem Fachgebiet
- als Einstieg in ein für Sie noch unbekanntes Themenfeld
- als Einblick, um zum Thema mitreden zu können

Die Bücher in elektronischer und gedruckter Form bringen das Fachwissen von Springerautorinnen kompakt zur Darstellung. Sie sind besonders für die Nutzung als eBook auf Tablet-PCs, eBook-Readern und Smartphones geeignet. *essentials* sind Wissensbausteine aus den Wirtschafts-, Sozial- und Geisteswissenschaften, aus Technik und Naturwissenschaften sowie aus Medizin, Psychologie und Gesundheitsberufen. Von renommierten Autorinnen aller Springer-Verlagsmarken.

Sabine Hoherz

Palliative Atemtherapie

Die Bedeutung des Atems in der Palliative Care

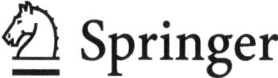

Springer

Sabine Hoherz
Praxis für Atemtherapie,
Stimme und Logopädie
Freiburg, Deutschland

ISSN 2197-6708   ISSN 2197-6716   (electronic)
essentials
ISBN 978-3-662-67111-5   ISBN 978-3-662-67112-2   (eBook)
https://doi.org/10.1007/978-3-662-67112-2

Die Deutsche Nationalbibliothek verzeichnet diese Publikation in der Deutschen Nationalbiblio-grafie; detaillierte bibliografische Daten sind im Internet über http://dnb.d-nb.de abrufbar.

Planung/Lektorat: Ulrike Hartmann
Springer ist ein Imprint der eingetragenen Gesellschaft Springer-Verlag GmbH, DE und ist ein Teil von Springer Nature.
Die Anschrift der Gesellschaft ist: Heidelberger Platz 3, 14197 Berlin, Germany

Was Sie in diesem *essential* finden können

- Die Bedeutung des Atems und die Auswirkungen von Atemfehlformen
- Der schwerstkranke und sterbende Mensch: Atemnot und Angst
- Grundlagen und Methoden der Palliativen Atemtherapie
- Palliative Atembehandlung und -übungen
- Angehörigenarbeit im Rahmen der Palliativen Atemtherapie

Vorwort

Die Palliative Atemtherapie bekommt zunehmend Raum und Anerkennung auf Palliativstationen, in Hospizen, einigen Akutkrankenhäusern und im Rahmen der ambulanten Versorgung. Mit ihrem Beitrag kann sie die ärztliche und pflegerische Tätigkeit und die Therapie mit Medikamenten und technischen Hilfsmitteln wirkungsvoll unterstützen und eine wirkliche Hilfe anbieten.

Die Palliative Atemtherapie gehört zum festen Bestandteil der Palliative Care, die für ein menschenwürdiges Sterben steht. Sie lindert Leiden und beugt Komplikationen vor, verbessert das Wohlbefinden der schwerstkranken Patienten und deren Lebensqualität am Lebensende.

Jeder Mensch geht mit Schmerzen und Leid individuell um, ebenso ist auch sein Sterben individuell – so individuell wie sein Atem.

Der Atem in seiner Ganzheitlichkeit und mit seiner unmittelbaren Verbindung zur spirituellen Ebene eröffnet Wege und Möglichkeiten, durch die der Sterbende seinen ureigenen Antworten auf Sinn- und Seinsfragen näher kommen und in seine Einheit finden kann.

Ich wünsche mir, dass die Palliative Atemtherapie auch in der breiteren Öffentlichkeit mehr Aufmerksamkeit erfährt und an Bedeutung gewinnt, damit ihre hilfreiche Wirkung und ihre wunderbare Befähigung zur Wandlung noch mehr Menschen dienen und zur Verfügung stehen kann.

Abschließend noch ein sprachlicher Hinweis: Um Platz zu sparen und um der besseren Lesbarkeit willen habe ich in diesem Buch, wenn von Patienten die Rede ist, meist das generische Maskulinum verwendet, und für die Therapierenden, die derzeit noch fast ausschließlich weiblich sind, das generische Femininum gewählt. Dies schließt die jeweils andere Form natürlich ausdrücklich mit ein.

Freiburg   Sabine Hoherz
im Dezember 2022

Einleitung

Die Palliative Atemtherapie begleitet schwerstkranke und sterbende Menschen am Lebensende. Sie ist eine junge Disziplin innerhalb der Atemtherapie und vertritt wie diese einen ganzheitlichen Ansatz, baut auf der Grundlage der Anatomie und der Funktionsweise der Atmung auf und ist als eine reine Erfahrungswissenschaft anzusehen.

Die über viele Jahre entwickelte Atemlehre beschäftigt sich mit dem natürlichen Atem des Menschen und meint damit den bewusst zugelassenen Atem. Der bewusst zugelassene Atem unterscheidet sich von einem willentlich gesteuerten Atem ebenso wie von dem im Unbewussten belassenen Atem. Der natürliche Atem ist kein Yoga, keine Gymnastik, keine Technik. Weder kann ihm eine Atemtechnik aufgezwungen werden, noch lässt er sich auf die rein funktionale Ebene beschränken.

Ursprünglich liegt der Atem im Unbewussten (im vegetativen Nervensystem). Es gilt, ihn ins Bewusstsein zu heben, damit er seine Heilkraft entfalten und entsprechend regulierend wirken kann. Der frei zugelassene Atem ist das Bindeglied zwischen Körper, Geist und Seele. Er will persönlich erlebt werden, denn der Atemrhythmus eines Menschen ist so individuell wie sein Fingerabdruck. In der Begegnung mit seinem eigenen Atem eröffnen sich dem Menschen Dimensionen, mit denen er vielleicht noch nie zuvor in Berührung gekommen ist.

Die Palliative Atemtherapie ist eine spezialisierte Anwendungsform dieser Arbeit mit dem bewussten zugelassenen Atem und kann am Ende des Lebens eine große Hilfe sein.

Der Tod – noch immer ein Tabuthema in unserer Gesellschaft – ist ein existenzieller Prozess und zugleich ein Mysterium. Viele Menschen wünschen sich einen schnellen Tod, um das mit dem Sterbeprozess häufig verbundene Leid nicht aushalten und sich dem „Mysterium Tod" nicht stellen zu müssen. Unheilbar kranke

Menschen können diesem Prozess jedoch nicht ausweichen. Sie sind oft physisch extrem geschwächt, leiden unter Atemnot und Schmerzen, geraten immer wieder in Angst und Panik und schwer zu ertragende Not. Die Angst, nicht mehr genügend Luft zu bekommen und ersticken zu müssen, ist eines der Hauptprobleme auf der psychischen Ebene, hinzu kommt oft quälende Scham, weil man die Krankheit nicht überwunden hat. Der Glaube, immer „etwas tun" zu müssen, führt bei den Patienten wie bei ihren Angehörigen zu Gefühlen der Ohnmacht und des Ausgeliefertseins, denn es kann nichts mehr getan werden, um das abzuwenden, was nun unweigerlich auf sie zukommt: der Tod.

Genau hier kommt uns der Atem zur Hilfe.

„Wie haben Sie das nur geschafft?", fragt die Pflegekraft die Palliative Atemtherapeutin, die gerade das Zimmer einer Patientin verlässt, die noch kurz zuvor nach Atemluft ringend und voller Verzweiflung in ihrem Bett lag.

Die folgenden Kapitel versuchen eine Antwort auf diese Frage zu geben – auch wenn dabei immer bedacht werden sollte, dass Erfahrung die Grundlage jeder Atemarbeit ist und mit Worten nur unzureichend wiedergegeben werden kann. Um Ihnen dennoch einen Eindruck von dem zu vermitteln, was Palliative Atemtherapie ist und leisten kann, tauchen wir zunächst kurz in die Atemlehre[1] ein.

---

[1] Wenn in diesem *essential* von „Atemlehre" die Rede ist, ist grundsätzlich die Atemlehre nach Ilse Middendorf gemeint, auf der meine atemtherapeutische Arbeit basiert.

Inhaltsverzeichnis

1 Der Atem und seine Bedeutung für uns Menschen 1

1.1 Anatomische und psychophysiologische Grundlagen 2

1.2 Grundlagen der Atemwahrnehmung 6

1.3 Ziel und Grundlagen der Atemtherapie 6

2 Atemfehlformen und ihre Auswirkungen 11

3 Der sterbende Mensch: Atemnot und Angst 13

3.1 Der Atem bei Sterbenden 14

3.2 Die Angstspirale 15

3.3 Umgang mit extremer Atemnot und Todesangst 17

3.4 Die finale Atmung („Rasselatmung") 18

3.5 Der Tod des Organismus 20

4 Palliative Atemtherapie: Wirkfelder und Arbeitsweisen 23

4.1 Atemtherapie als Element der Palliative Care 23

4.2 Abgrenzung der Palliativen Atemtherapie von anderen
Atemtherapieformen 25

4.3 Einführung in die Palliative Atemtherapie (PAT) 25

5 Durchführung einer Palliativen Atembehandlung 29

5.1 Grundlagen 29

5.2 Der Erstkontakt 31

5.3 Das Arbeitssetting 33

5.4 Die palliative atemtherapeutische Arbeit 33

5.4.1 Der untere Raum 35

5.4.2 Der obere Raum 36

5.4.3 Der mittlere Raum 36

5.4.4   Der Vokalatemraum   37
5.4.5   Druckpunkte   38
5.4.6   Umgang mit Gefühlen, Denk- und Verhaltensmustern   38
5.5   Eine atemtherapeutische Behandlung: Fallbeispiel   40

6   Atemtherapeutische Angebote in der Palliativen Atemtherapie   43

7   Angehörigenarbeit   47
7.1   Einbeziehung der Angehörigen   48
7.2   Atem- und andere Probleme in der Arbeit mit Angehörigen   49
7.3   Beispiele aus der Praxis   50

Literatur   55

Der Atem und seine Bedeutung für uns Menschen

1

„Atem ist das schwingende Band zwischen Körper, Seele und Geist."

(Romano Guardini)

Dem Atem wurde in den östlichen Kulturen schon sehr früh Heilkraft zugeschrieben. Dass die körperlichen und die seelisch-geistigen Kräfte des Menschen untrennbar mit dem Atem verbunden sind, war ein fester Bestandteil ihres Wissens um den Atem. In den alten Kulturen wurde das Wort „Atem" (Atman, Odem, Pneuma, Spiritus, Rauch) gleichbedeutend für Hauch, Wind, Seele, Lebenshauch, Lufthauch, Lebensluft, göttlicher Hauch, Weltseele, Geist, Gedanke, Wort, Zwerchfell und Stimme verwandt.

Dieses alte Wissen hatte sich in der westlichen Kultur entweder nie etabliert oder aber war tief in Vergessenheit geraten. Erst in jüngerer Zeit entstanden im Westen atemrhythmusorientierte Therapieformen, vorangetrieben und weiterentwickelt von wenigen Pionierinnen und Pionieren.

Ziel der Atemtherapie ist, den Atem in seinem Wesen und seiner Wirkweise zu erkennen und seine heilenden Kräfte für den westlichen Menschen mit seinem vom Leistungsprinzip geprägtem Denken erlebbar zu machen. Durch unermüdliches Forschen am Atem entdeckten die Atemtherapeutinnen und -therapeuten bestimmte Gesetzmäßigkeiten (z. B., dass einer Dehnung immer der Einatem folgt) und die dem Atem innewohnenden Kräfte aus den Leibräumen.

Der Atem wirkt ordnend, gestaltend und heilend im Sinne der Salutogenese (der Begriff wurde von Aaron Antonovsky geprägt): als eine Kraft, die das Gesunde in uns stärkt, wodurch das „Kranke" an Kraft und Einfluss verliert.

© Der/die Autor(en), exklusiv lizenziert an Springer-Verlag GmbH, DE, ein Teil von Springer Nature 2023
S. Hoherz, *Palliative Atemtherapie*, essentials,
https://doi.org/10.1007/978-3-662-67112-2_1

Pioniere und Pionierinnen der Atemtherapie
„Atemtherapie" ist kein geschützter Begriff. Die Atemtherapie, die hier
vorgestellt wird ist eine eigenständige Disziplin im Gesundheitswesen und
wurde von folgenden Persönlichkeiten geprägt und weiterentwickelt:

- **Ludwig Schmitt** (1896–1963): Arzt und Begründer der „reflektorischen
  Atemtherapie" als Atemheilkunst. Seine Werke waren eine wichtige
  medizinische Grundlage für die ärztliche Atemtherapie.
- **Udo Derbolowsky** (1920–2005): Neurologe und Psychotherapeut, ver-
  ankerte die „Atemtherapie in der ganzheitlich orientierten Krankenbehandlung" (so der Titel seines Werks).
- **Volkmar Glaser** (1912–1997): Arzt und Schüler von Ludwig Schmitt,
  entwickelte die Atem- und Bewegungslehre „Kei Raku".
- **Cornelius Veening** (1895–1976): ursprünglich Sänger, entwickelte nach
  der Begegnung mit Gustav Richard Heyer – einem Schüler von C. G.
  Jung – eine von der Tiefenpsychologie beeinflusste Atemlehre. Nach
  seinem Tod führte Herta Grun (1902–2007) auf seinen Wunsch seinen
  langjährigen Arbeitskreis fort.
- **Liselotte Brüne** (1916–2013): Physiotherapeutin und Schülerin von
  Ludwig Schmitt, entwickelte die Reflektorische Atemtherapie.
- **Ilse Middendorf** (1910–2009): Begründerin der Atemlehre „Erfahrbarer
  Atem®", 1971 Professur an der Berliner Hochschule für Musik und
  darstellende Kunst, entwickelte den Vokalatemraum.
- **Herta Richter** (1925–2013): Schülerin von Ludwig Schmitt, Ilse Middendorf und Cornelius Veening, gründete das Atemhaus München.
- **Ira Summer** (*1943) entwickelte die Palliative Atemtherapie 1996,
  nachdem sie auf der Palliativstation einer Münchner Klinik wichtige Erfahrungen in der atemtherapeutischen Arbeit mit Sterbenden
  gesammelt hatte.

1.1 Anatomische und psychophysiologische Grundlagen

Das ‚Weit und Schmal' in der Atembewegung
Wir sagen zwar Atem, aber das, was wir wahrnehmen können, ist eigentlich eine
Bewegung: die Bewegung des Zwerchfells, eine zutiefst innerste Bewegung im
Körper (Abb. 1.1).

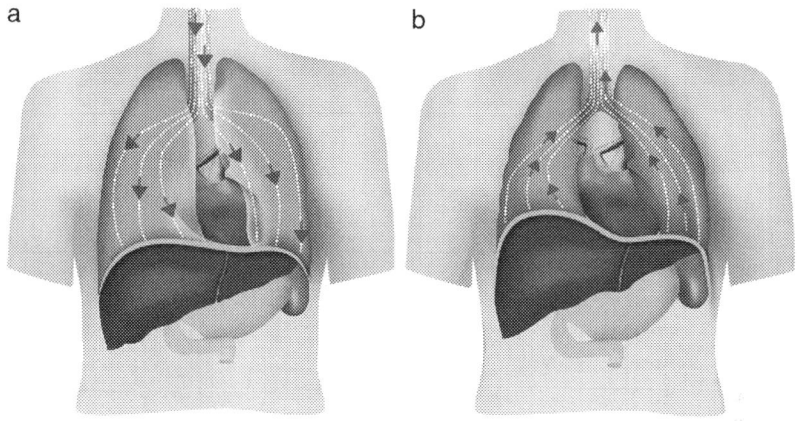

Abb. 1.1 Zwerchfell bei der Ein- und Ausatmung, Zeichnung: Ingrid Scholl

- Der Einatem ist ein Weitwerden, Gedehntwerden,
- der Ausatem ein Schmalwerden („Weit-schmal-Bewegung").

Das Atemgeschehen

Die Lunge liegt in der hermetisch abgeschlossenen Pleurahöhle und ist mit dem Herzbeutel am Zwerchfell befestigt. Das Zwerchfell (Diaphragma) ist eine gewölbte Muskel-Sehnen-Platte, die den Brustraum (Thorax) vom Bauchraum (Abdomen) trennt. Sie ist an Lendenwirbelsäule, Rippen und Brustbein befestigt und wird entsprechend in drei Anteile unterteilt (Pars lumbalis, Pars costalis und Pars sternalis), die als Muskelfasern nach oben ziehen und in eine zentrale flächige Bindegewebsstruktur münden (Centrum tendineum). Damit ist das Zwerchfell der größte Muskel im Körper und der Bewegungsgeber für das Atemgeschehen.

Setzt der Atemreiz im Atemzentrum (der Medulla oblongata) über die Reaktion von Chemorezeptoren auf den CO_2-Gehalt im Blut ein, senkt sich das Zwerchfell, und die Zwischenrippenmuskeln (Interkostalmuskulatur) mit den Mm. intercostales externi bewirken zusammen mit der inspiratorischen Atemhilfsmuskulalur (M. sternocleidomastoideus, Mm. Scaleni) das Heben der Rippen und unterstützen so die Einatmung.

Die Atemhilfsmuskulatur wird in Stress-, Flucht- und Kampfsituationen und bei Atemnot aktiv und sorgt durch das Anheben der Schultern für eine Erweiterung des Lungenvolumens und damit für die schnelle Mobilisation von Kraft. Bei

Atemwegs- und Lungenerkrankungen (Asthma, COPD, finaler Atem), die mit extremer Atemnot und Angst einhergehen, ist diese Muskulatur im Dauereinsatz und verkürzt.

Durch die Absenkung des Zwerchfells werden die Bauchorgane in einer Art Druckwelle in Richtung Beckenboden bewegt. Mit der Vergrößerung des Lungenvolumens, dem entstehenden Unterdruck und dem atmosphärischen Druck strömt die Luft in die Lunge ein und wird in uns zum Atem.

Die äußere Atmung ist die Aufnahme von Sauerstoff (O_2) aus den Alveolen (Lungenbläschen) ins Blut und die Abgabe des Verbrennungsprodukts Kohlendioxid (CO_2) aus dem Blut in die Alveolen, den Lungenkreislauf. Die innere Atmung ist der Diffusionsprozess der Gase in den Körpergeweben. Bei flacher Atmung wird pro Atemzug nur 0,2 statt 0,5 L Sauerstoff aufgenommen. Daher kommt es bei Menschen mit Atemwegserkrankungen durch den zu geringen CO_2-Abbau häufig zu einer Übersäuerung des Körpers.

Die expiratorischen Atemmuskeln der Bauchmuskulatur (M. rectus abdominis, M. Transversus abdominis, Mm. Obliqui externi und interni abdominis) unterstützen die Rückbewegung des Zwerchfells in den Brustraum und den passiven Rückstoß der Lungen. Die Zwischenrippenmuskeln Mm. intercostales interni und intimi (exspiratorische Atemmuskeln) senken die Rippen in der Ausatembewegung: Atemluft strömt aus.

Die Phase der Atemruhe oder -pause tritt mit dem Absenken des Zwerchfells ein und bringt den Organismus in die Regeneration. Weil der Druck im Lungeninnenraum jetzt genauso groß ist wie der Druck im Außenraum, strömt keine Luft mehr, und der Atem ruht. Dann bereitet sich das Zwerchfell auf die Gegenbewegung vor, und es kommt zu einer neuen Einatmung.

Eine optimale Zwerchfellbewegung unterstützt das gesamte Herz-Kreislauf-System und fördert durch die „Massage" der Bauchorgane auch die Verdauungstätigkeit. Doch damit nicht genug: Alle Strukturen und Organe des menschlichen Körpers sind über das Zwerchfell beeinflussbar und können dieses umgekehrt ebenfalls beeinflussen.

Die Ausbreitung der Zwerchfellbewegung

Die Bewegung des Zwerchfells breitet sich von innen nach außen im ganzen Körper aus, vergleichbar mit einem Stein, der ins Wasser fällt und kleine, ringförmige Wellen erzeugt, die auf der Wasseroberfläche in Richtung Ufer laufen. Durch eine ungehinderte Ausbreitung dieser Bewegung erfährt sich der Mensch in seiner Leiblichkeit als durchlässig und mit der dadurch entstehenden Tonisierung als lebendig.

Oft weisen einzelne Körperregionen einen zu hohen oder zu niedrigen Muskeltonus auf – hier wird die Bewegungswelle behindert bzw. sie verebbt. Das Ziel ist der sogenannte Eutonus (Wohlspannung): das optimale Gleichgewicht zwischen Über- und Unterspannung. Blockaden und Verfestigungen können sich lösen, und das wirkt ausgleichend, ordnend, regenerierend. Im Seelisch-Geistigen zeigt sich dies in Gelassenheit, Vertrauen, Ruhe, Lebendigkeit, Zuversicht, Freude und dem Gefühl des Getragen- und Angenommenseins.

Das „Weit und schmal" der Atembewegung neben allen anderen spürbaren Rhythmen im Körper wird in der Atemarbeit als die „Urbewegung im Leib" („Leib" als die Einheit von Körper, Geist und Seele) bezeichnet. Der Atem ist „unsere elementarste Lebensfunktion (…), die Urkraft und Urbewegung des Lebens", so Ilse Middendorf (1991, S. 11): „Atem ist Leben."

Atmung und das vegetative Nervensystem
Der Atem ist darüber hinaus eingebettet in das vegetative Nervensystem mit seinen beiden Anteilen Sympathikus (wirkt aktivierend auf Puls, Herzkontraktion, Atemfrequenz, Muskeltonus, verantwortlich für die Kampf-/Flucht-/Erstarrungsreaktion) und Parasympathikus (regenerierend, verlangsamt den Puls, senkt den Blutdruck). Die Atmung wirkt sich also auf Blutdruck, Herzfrequenz, Muskeltonus, Durchblutung des Körpers und Steuerung der Motorik aus. Über sie können wir uns beleben, aktivieren (Sympathikus) oder beruhigen (Parasympathikus).

Zusammenspiel von Atmung, Gefühlen und Gedanken
Alle Gefühle und Gedanken, die uns bewegen, wirken auch auf das Atemzentrum. In Redewendungen wie „Mir stockt der Atem" oder „Ich muss wieder zu Atem kommen" kommt diese enge Verbindung zum Ausdruck. Hier entsteht der Atemrhythmus, der Innen- und Außenwelt verbindet und so individuell ist wie ein Fingerabdruck, denn jeder Mensch geht mit den Eindrücken, die auf ihn einwirken, anders um. So wird nachvollziehbar, wie in jeder Sekunde unseres Daseins das Atemgeschehen ganz fein Antwort gibt auf unsere momentane Lebenssituation.

Der bewusst zugelassene Atem
Der natürliche Atem bleibt wie viele andere Körperfunktionen, wie schon angemerkt, im Unbewussten und unterscheidet sich damit vom willentlich eingesetzten Atem, der vom Denken gelenkt wird, ein Ziel hat und einem Zweck dient. Von außen an der Atmung anzusetzen birgt die Gefahr, dass sich die innere Muskulatur verspannt und sich Verfestigungen auf den natürlichen Atemrhythmus legen.

Der „erfahrbare Atem" nach Ilse Middendorf meint den bewusst zugelassenen Atem: „Wir lassen unseren Atem kommen, wir lassen ihn gehen und warten, bis er von selbst wiederkommt" (Middendorf 1991, S. 19). Wir greifen nicht in das Geschehen ein, manipulieren es nicht. Der Atem ist eingebettet ins Sein. Die Vorrausetzung dafür ist, unvoreingenommen zu sein, also keine feste Vorstellung davon zu haben, wie der Atem zu sein hat.

1.2 Grundlagen der Atemwahrnehmung

Um die unbewusste Atembewegung zugänglich und erfahrbar zu machen, braucht es die Dreiheit von Sammeln, Empfinden und Atmen sowie Hingabe und Achtsamkeit (vgl. Middendorf 1991, S. 18 ff.).

Sammeln bedeutet, die ganze Aufmerksamkeit auf eine Körperregion oder den Atem zu richten. **Empfinden** bedeutet, wahrzunehmen, was das Empfindungsbewusstsein anspricht. Empfindungen äußern sich im körperlich-sinnlichen Erleben, etwa als Kribbeln, Wärme, Kühle, Helligkeit, Weite, Lebendigkeit. Gefühle (z. B. Wut, Trauer, Angst) sind darin ebenso wenig enthalten wie Bewertungen (z. B. falsch, richtig, gut, angenehm, unangenehm). Die Empfindung ist somit frei von Bewertungen und Gefühlen, unmittelbar und unverfälscht. **Atmen** meint hier, die Atembewegung, die von selbst kommt, durch Sammlung und Empfindung bewusst wahrzunehmen. Sich so von innen heraus bewegen zu lassen, wird als wohltuend, befreiend und heilend erlebt. **Achtsamkeit,** die aus Neugier und Unvoreingenommenheit (Absichtslosigkeit) entsteht, öffnet uns für diesen Moment, für das Hier und Jetzt, und schafft Raum für bewusstes Wahrnehmen. **Hingabe** ist die Bereitschaft, etwas geschehen zu lassen, dem Geschehen zu folgen und sich ihm anzuvertrauen. Gelingt die Balance von Achtsamkeit und Hingabe, können wir unseren Atem beobachten und die natürliche Atembewegung zulassen. Die Sammlungsfähigkeit wird mit zunehmender Übung immer ausgeprägter, die Phasen ohne Denken und Bewerten werden länger, Geist und Seele erholen sich. Diese Grundlage macht selbst einfache Atem- und Bewegungsübungen so wirksam.

1.3 Ziel und Grundlagen der Atemtherapie

Das Ziel der Atemtherapie ist, die „Bewegung aus dem Atem" über das Empfindungsbewusstsein erfahrbar zu machen. Der Atem bringt uns in die Gegenwart, frei von Vergangenheit und Zukunft. Atem ist immer Jetzt. Es entsteht eine Kraftentwicklung, eine Substanz. Diese Substanz ist vergleichbar mit dem, was die östlichen Kulturen „Prana" oder „Chi" nennen. Letztlich führt die durch die Atemtherapie verbesserte Körperwahrnehmung zu einem Körperbewusstsein und einer Körperidentität.

Die Atemräume
In der Atemtherapie unterscheiden wir prinzipiell fünf Atemräume, die über die Ausbreitung des Empfindungsbewusstseins raumhaft, flächig, umfassend und leiblich wahrgenommen werden: den unteren, den oberen, den mittleren, den inneren und den äußeren Atemraum. Sie werden atemtherapeutisch zuerst einzeln erschlossen und dann miteinander verbunden. In der fortgeschrittenen Atemtherapie wird mit Druckpunkten gearbeitet, die eine Entsprechung zu den Atemräumen haben.

Mit dem Erschließen der Atemräume bildet sich im Ausatem Kraft. Diese Kraft ist verdichtet wie ein Strom, der eine Richtung enthält. In den verschiedenen Räumen finden wir unterschiedliche Ausatemrichtungen vor:

- **Unterer Raum** (Füße, Beine, Becken): eine aufsteigende Kraft im Ausatem. Im unteren Raum befindet sich der Atempulspunkt (drei Fingerbreit unter dem Bauchnabel), auch Hara genannt (Dürckheim 1970). Vitalkräfte, Urvertrauen, Standfestigkeit, Widerstandsfähigkeit, Antriebskraft, Spontaneität und Lebenskraft werden hier hervorgerufen. Zusammengefasst ist der untere Raum unser tragender Grund – erdhaft und kraftvoll – und die Basis für unsere Entfaltung.
- **Oberer Raum** (Brustraum, Schultern, Arme, Hände, Hals, Kopf): eine feine, abrieselnde Bewegung im Ausatem, ein Sich-nach-unten-Niederlassen. Persönlicher Ausdruck, Handeln und Kommunikation stehen hier im Vordergrund. Die hier entstehende Qualität wird als eine essenzielle Kraft erlebt, die geistige und seelische Bewusstseinskräfte beinhaltet. Der obere Raum ist der Raum der Entfaltung.
- **Mittlerer Raum** (vom Nabel bis zur Brustbeinspitze): die horizontale Ausatemkraft. Sie verbindet den unteren mit dem oberen Raum. Ich-Sein, in der Mitte sein, Zentrierung, Ich-Kraft, Ruhe, Gelassenheit, Sicherheit, Ausgeglichenheit sind hier zu finden. Die Mittenkraft spricht den Menschen persönlich an, dort, wo er als Mensch gemeint ist.
- **Innerer Raum** (vom Körperinneren bis zur Außenhaut): trägt das Zentrum in sich. Über die Wahrnehmung des Innenraums entsteht die Beziehung zum Außenraum, beide sind gut voneinander zu unterscheiden. Der Innenraum ist die ganze Dimension unseres Kosmos in uns, seine Weite, Fülle und Vielfältigkeit.
- **Äußerer Raum** (alles jenseits unserer Haut bis ins Unendliche): Wir nehmen die Beziehung zwischen innen und außen wahr, können uns in unserer Ganzheit,

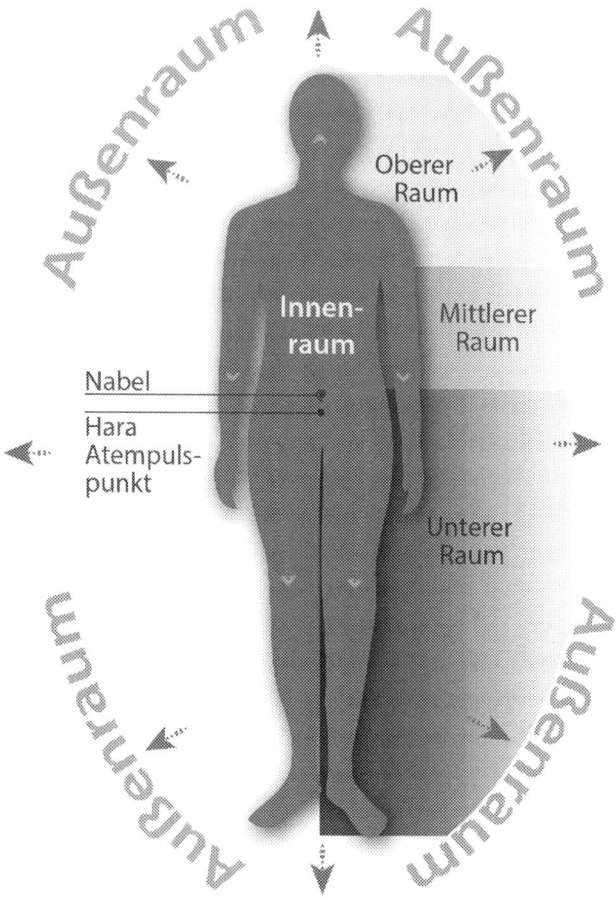

Abb. 1.2 Die fünf Atemräume, Zeichnung: Ingrid Scholl

in der Einbindung in das große Ganze von Erde und Himmel erleben und bis ins Kosmische hineinwachsen (Abb. 1.2).

Der Atemrhythmus

Das Wort „Rhythmus" kommt aus dem Griechischen und bedeutet so viel wie „fließender, gegliederter, harmonischer Ablauf". Als Bild können uns die Wellen des

Meeres dienen. Etwas baut sich auf und schwingt wieder zurück, schwingt in unendlicher Vielfalt, mit immer neuen Variationen. Der Atemrhythmus setzt sich immer wieder neu zusammen, und so atmen wir in unserem Leben nie den gleichen Atemzug. Der Atemrhythmus ist ein Spiegelbild der Lebenshaltung, so auch der Lebens- und Verhaltensmuster eines Menschen. So wie wir atmen, so leben wir.

Die Zusammensetzung des Grundrhythmus verändert sich bei körperlicher Belastung und auch beim Sprechen und Singen. In der Belastung fällt die Atemruhe weg, und der Ausatem vertieft sich. Beim Sprechen und Singen entfällt die Atemruhe ebenfalls, der Ausatem verlängert sich, und der Einatem wird „reflektorisch" ergänzt.

Drei Phasen, drei Lebensqualitäten
Die drei Phasen des Atemrhythmus repräsentieren unterschiedliche Lebensqualitäten:

- Einatem: empfangen, weich werden – weiblich,
- Ausatem: Aktivität, Richtung, Ausdruck, Gestaltung, Kraft – männlich,
- Atempause: Ich komme ganz zu mir, in der Ruhe schwingt das Alte aus und bereitet sich das Neue vor. Absichtslose Geborgenheit, Demut.

Atemfehlformen und ihre Auswirkungen

2

Atemfehlformen sind entweder angeboren oder erworben, bilden sich also im Laufe des Lebens aus, etwa durch chronische muskuläre Verspannungen, die zu einem unökonomischen Gebrauch des Atemapparats führen und sich nicht mehr von selbst lösen können. In diesen Fällen besteht die Gefahr, dass sich im Laufe der Zeit Atemfehlformen und Atemerkrankungen entwickeln.

Ziel der atemtherapeutischen Arbeit ist die Wiederannäherung an den individuellen Ur-Atemrhythmus. Der Respekt vor der Fehlform und deren Bedeutung für den betroffenen Menschen ist die Grundvoraussetzung einer atemtherapeutischen Behandlung.

Atemfehlformen verschiedenster Ausprägungen zeigen sich in allen drei Atemphasen – einzeln oder kombiniert:

- **Einatem:** ein willentlich geführter Einatem, ein aufgeblähter Einatem, ein insgesamt verhaltener Einatem, eine Behinderung des Einatemimpulses.
- **Ausatem:** ein verhaltener Ausatem, der Ausatem versackt, der Ausatem stockt und entlässt sich stufenweise, der Atem wird mit Druck ausgeatmet, heftig ausgestoßen.
- **Atempause:** eine unruhige Ruhe, eine depressive Ruhe, eine geladene Ruhe, eine ganz kurze oder gar keine Pause.
- **Kombinationsformen:** stotternder Ein- und Ausatem, ein insgesamt kleiner, zurückgehaltener Atem, ein gehaltener Atem.

Eine weitere Fehlform ist die habituelle oder krankheitsbedingt erworbene Mundatmung.

Daneben gibt es charakteristische, meist krankheitsbedingte Störungen des Atemgeschehens. Dazu zählen: Kurzatmigkeit (der Anfang einer Erkrankung,

tritt zunächst unter Belastung auf, später auch in Ruhe, Tachypnoe), Hyperven-
tilation (unphysiologisch vertiefte und beschleunigte Atmung), Hypoventilation
(unzureichende Atmung), Bradypnoe (pathologisch verlangsamte Atmung), Biot-
Atmung (gleichmäßig tiefe Atemzüge, die immer wieder durch plötzliche Pausen
unterbrochen werden), Maschinenatmung (hochfrequente, sehr tiefe, monotone
Atemzüge), Cheyne-Stokes-Atmung (periodisches An- und Abschwellen der
Atemtiefe, eine Sonderform der Schlafapnoe), Kußmaul-Atmung (besonders tiefe,
pausenlose, rhythmische Atmung, bedingt durch eine Übersäuerung des Bluts),
Seufzeratmung, paradoxe/inverse Atmung, auch „Schaukelatmung" genannt (der
Thorax wird beim Einatmen eingezogen und hebt sich beim Ausatmen).

Lungenerkrankungen als Ursache
Lungenerkrankungen betreffen die Einschränkung der Ausdehnungsfähigkeit des
Lungen-Thorax-Zwerchfell-Systems. Bei krankhaften Veränderungen der Lunge
werden folgende Funktionsstörungen unterschieden:

1. Restriktive Funktionsstörung: Die Dehnbarkeit von Lunge und/oder Thorax
   ist vermindert. Wenn das Lungengewebe betroffen ist, verringert sich die
   Alveolenfläche für den Sauerstoffaustausch, Bindegewebe lagert sich im Tho-
   raxgerüst ein (z. B. Lungenfibrose, Asbestose). Eine verminderte Entfaltung
   der Lunge ist auch bei Thoraxdeformationen (Trichterbrust, Rippenserienfrak-
   tur, Skoliosen), die Wirbelsäule betreffenden Erkrankungen (Morbus Bechterew,
   Morbus Scheuermann), Zwerchfellhochstand oder -bruch, Verwachsungen der
   Pleurawände, Lungenresektionen (Lungenkrebs), Pleuraergüssen sowie bei
   neurologisch bedingten Störungen der Atemmuskulatur (Morbus Parkinson)
   gegeben.
2. Obstruktive Funktionsstörung: Die Atemwege sind verstopft oder verengt,
   daraus resultiert eine Behinderung der Atmung, verbunden mit Schleim-
   hautansammlungen und einer Erhöhung des Strömungswiderstands (Asthma
   bronchiale, obstruktive Bronchitis, obstruktives Lungenemphysem und COPD).
3. Gemischte Funktionsstörung: Je nach Schweregrad und Erscheinungsform der
   Lungenerkrankung können restriktive und obstruktive Anteile enthalten sein.
   So betrifft beispielsweise die Entfernung eines Tumors zum einen Lunge
   oder Bronchialtrakt, zum anderen durch den operativen Eingriff das Thorax-
   Zwerchfell-System.

Der sterbende Mensch: Atemnot und Angst

3

In der Palliativen Atemtherapie haben wir es mit Menschen in Extremzuständen zu tun, die vor allem von Atemnot, Angst und Schmerzen betroffen sind. Laut Borasio (2012, S. 67) machen Schmerzen etwa ein Drittel der körperlichen Symptome am Lebensende aus, die übrigen zwei Drittel verteilen sich zu etwa gleichen Teilen auf internistische Symptome (Atemnot, Übelkeit, Erbrechen usw.) und neuropsychiatrische Symptome (Verwirrtheit, Delirium, Depression usw.). Doch die Schmerzen sind nicht rein körperlicher Natur, sondern beziehen sich auch auf die seelisch-geistige, emotionale, soziale und spirituelle Ebene. Cicely Saunders, Gründerin der Hospizbewegung und Pionierin der Palliativmedizin, entwickelte das „Total-Pain"-Konzept, mit dem sie diese unterschiedlichen Dimensionen aufzeigt, die Menschen am Lebensende beschäftigen (z. B. die Frage nach dem Sinn des Lebens, die Frage „Was kommt nach dem Tod?", Abschied von der Familie und geliebten Menschen, Verluste).[1]

Der Atem ist ein dauernder Übergang vom Ausatem in die Stille der Atempause und zum nächsten Einatem – ein Wandlungsprozess, der uns aufmerksam macht auf das Sterben und Neuwerden unserer Zellen, auf Gedanken, Gefühle und Empfindungen, auf den Rhythmus von Leben und Tod.

---

[1] Vgl. https://www.fgpg.eu/wp-content/uploads/2020/11/20201103_Total-Pain-in-der-Palliativen-Geriatrie_EndV_20200909.pdf (zuletzt zugegriffen: 28.11.2022).

Besonderheiten bei Schwerstkranken und Sterbenden

Körperlicher Bereich
Extreme Atemnot, extreme Schmerzen allgemein und Liegeschmerzen im Besonderen, extreme Schwäche, starkes Frieren, Zyanose (Blausucht), Appetitlosigkeit, Gewichtsverlust, extreme Übelkeit bis hin zum unstillbaren Erbrechen, Schlaflosigkeit, Müdigkeit, rasche Zunahme von Speichelsekretion, starke Schleimbildung, erschwertes Abhusten bis hin zu Schmerzen beim Husten und Erschöpfung, Verweigerung des Trinkens, Mundtrockenheit, Verlust des Schluckreflexes, Erschlaffung und Abbau der Atemmuskulatur.

Psychisch-seelisch-spiritueller Bereich
Angst zu ersticken, Angst vor dem Tod, Panikattacken, Leid, zunehmendes Schweigen, Rückzug, Depression und Resignation, Kontrolle behalten wollen, Wut, Vorwürfe, Bewusstseinstrübung oder Bewusstlosigkeit, Orientierungslosigkeit und Verwirrtheit, Trauer, Einsamkeit, Verzweiflung über das absehbare Lebensende, Angst vor dem Danach, Angst vor dem Nichtwissen, wohin es geht, und soziale, kulturelle sowie geistig-spirituelle Probleme und Nöte.

3.1 Der Atem bei Sterbenden

Der Atem eines Schwerstkranken und Sterbenden unterscheidet sich in der Wirkweise kaum von dem eines gesunden Menschen. Allerdings stellt sich im palliativen Status eine viel größere Direktheit, Dichte und Intensität ein, da der Atem das Einzige ist, was dem Sterbenden am Ende bleibt und ihn begleitet. Deshalb ist die Tiefe der Begegnung mit dem Sterbenden und das gemeinsame Erleben im Atemgeschehen in der palliativen Atembehandlung einzigartig, berührend und oft kaum in Worte zu fassen. Sterbende sind durch das Zurückgeworfensein auf das Existenzielle sehr empfänglich für die Palliative Atemtherapie.

Atemrhythmen
Wie oben beschrieben, spielt in der Extremsituation des Sterbens die Atmung eine große Rolle. Mit der schwindenden Lebenskraft und der zunehmenden körperlichen Schwäche tritt der Einatem zum Lebensende immer mehr in den Hintergrund. Die

Atmung verschiebt sich zum Ausatem hin. In der Behandlungsarbeit wird die Atempause als Aufhebung der Polaritäten, als Phase, in der der Ausatem ausschwingt und der Einatem sich vorbereitet, bedeutsamer und gewinnt mehr Raum. Sie wird dichter, wird als eine Hingabe ans Sein spürbar. Der Sterbende darf sich hier von der Anstrengung des Atmens ausruhen.

> **Übersicht**
>
> Zum Lebensende bilden sich andere Atemrhythmen: Der Einatem wird schwächer, hat nicht mehr so viel Lebenskraft und verliert an Bedeutung. Die Atempause wird bedeutsamer – hier kommt der Mensch zur Ruhe, zum Innehalten, zum Sein, er geht zu sich hin. Die Atempause kann ein Ort sein, wo Geborgenheit und Gelassenheit erlebt werden können und wo der Sterbende sich vom angestrengten Atmen erholen und sich ausruhen kann. Zunehmend rückt der Ausatem in den Vordergrund und damit die Hingabefähigkeit: die Fähigkeit, sich dem Ausatem überlassen zu können.

3.2 Die Angstspirale

Unter Atemnot – dem als lebensbedrohlich erlebten Gefühl, nicht genügend Luft zu bekommen – leiden ca. 70 % der palliativen Patienten, denn nicht immer können Medikamente die Atemnot nehmen. Insbesondere in der Terminalphase (den letzten Lebenswochen und -tagen) ist Atemnot das häufigste Symptom.

Atemerschwernis und Atemnot resultieren zum einen aus der zunehmenden Erschlaffung der Atemmuskulatur und sind damit Teil des schleichenden Kräfteverlusts, der den Prozess des Sterbens kennzeichnet. Zum anderen können Erkrankungen der Atemwege (COPD, Lungenemphysem, Lungentumore etc.), Herz-Kreislauf-Erkrankungen (z. B. Herzinsuffizienz), Fieber, die Aus- und Nachwirkungen onkologischer Erkrankungen und neurodegenerative Erkrankungen (etwa Demenz) zu Atemproblemen führen. Nicht zuletzt können psychosoziale Faktoren wie Einsamkeit, Trauer, Scham- und Schuldgefühle, Wut und Angst Atemnot auslösen und/oder verstärken.

Angst ist nicht immer benennbar – es kann sich um eine generelle Angst handeln, um die Angst vor dem Sterben, vor Schmerzen, dem Ersticken, dem Tod. Oft geht dies einher mit Schwitzen bis hin zu Hitzewallungen als Reaktion des vegetativen Nervensystems, meist begleitet von einem leichten bis starken

Zittern und innerlichem Beben, das für andere manchmal kaum sichtbar ist. Die Betroffenen leiden an Beklemmungsgefühlen, besonders an Druck und Enge im Brustraum, was oft zu starkem Herzklopfen und Herzrasen führt. Der Herzschlag kann dann auch unregelmäßig sein. Da sich in diesem Zustand alles nach oben verlagert und staut, entstehen vermehrt Enge und Druck in der Halsgegend, was sich als „Kloßgefühl" bemerkbar macht. Auch die Kehlkopfebene, Sitz unserer Stimme, ist betroffen – das kann mit Kontrollverlust bis hin zum Versagen der Stimme einhergehen.

Erstickungsangst
Die Vorstellung, im Sterben einen plötzlichen Erstickungstod zu erleiden, ist weitverbreitet. Zum Ersticken kommt es allerdings nur, wenn die Luftröhre willentlich verschlossen wird. Diese Situation ist meist nicht gegeben. Dennoch ist es sehr wichtig, diese Angst ernst zu nehmen und sie ausführlich mit den Patienten und deren Angehörigen zu besprechen, um ihnen diese Angst zu nehmen.

Angst wirkt sich auch auf die Wahrnehmung aus. So kann es zu Sehstörungen mit Blickfeldeinschränkungen kommen – der bekannte „Tunnelblick". Die Eigen- und die Fremdwahrnehmung sind ebenfalls davon betroffen. Die Situation des Schwerstkranken wirkt dann manchmal noch bedrohlicher, als sie ist, und das führt zu weiteren Ängsten. Verunsicherung, Ohnmachtsgefühle und Bewusstseinseintrübungen können die Folge sein. Auf der körperlichen Ebene wird das oft als Benommenheit wahrgenommen, die mit einsetzenden Schwindelgefühlen einhergehen kann. Magen und Darm reagieren auf Angst häufig mit Bauchschmerzen, Krämpfen und Übelkeit. Die Auswirkungen gehen bis hin zur Körperperipherie: In den Gliedmaßen und verschiedenen anderen Körperregionen treten Empfindungen wie Kribbeln, Irritationen, Kälte- und Taubheitsgefühle auf.

Den Teufelskreis durchbrechen
Atemnot löst schwerste existenzielle Ängste aus und ist für Sterbende schlimmer als Schmerzen. Es entsteht ein Teufelskreis: Atemnot erzeugt Angst, und diese verstärkt wiederum die Atemnot, wodurch sich die Angst weiter vergrößert. Das kann Panikattacken auslösen. Die Palliative Atemtherapie kann die Atemnot wirksam behandeln und so den Teufelskreis durchbrechen, bevor es zu Panikattacken kommt.

3.3 Umgang mit extremer Atemnot und Todesangst

Bei extremer Atemnot scheint der Sterbende um jeden Atemzug zu ringen, alle anderen Bedürfnisse treten in den Hintergrund. Trotz größter Anstrengung bekommt er zu wenig Luft – das ist seine Wahrnehmung, und mit dieser Wahrnehmung wird der Sterbende ernst genommen.

Der Umgang mit extremer Atemnot stellt eine besondere Herausforderung dar, denn die Atemnot kann sich auf Therapeuten, das Pflegepersonal und Angehörige übertragen und eigene Atembeklemmungen auslösen. Die Konfrontation mit der Angst und Ratlosigkeit der Angehörigen wiederum belastet den Sterbenden zusätzlich. Deshalb bezieht die Atemtherapeutin die Angehörigen in den Prozess mit ein und begleitet sie ebenfalls und gleichwertig.

In der Notsituation setzt der Patient unbewusst die Atemhilfsmuskulatur ein, um den oberen Atemraum (die Lungenspitzen) zu vergrößern. Der gesamte Brustkorb hebt sich, wird fixiert, und der Patient atmet fast nur noch ein, der Ausatem wird für ihn unwichtig. Zäher Schleim in der Lunge, der sich nicht abhusten lässt, erschwert die Atmung zusätzlich. Im oberen Atemraum, wo Atemhilfsmuskeln und häufig weitere Muskelgruppen hochaktiv und hyperton sind, verstärkt sich dies oft durch die Angst vor dem Ersticken. Der Patient hat nicht nur Angst, er *ist* Angst. Die Angst macht eng und treibt in eine Enge, aus der er auszubrechen versucht.

Ziel der atemtherapeutischen Maßnahmen ist, dem Ausatem mehr Bedeutung zu geben als dem Einatem, also dafür zu sorgen, dass der Patient mehr ausatmet. Das erscheint dem Patienten paradox, weil er glaubt, mehr Luft zu benötigen, also mehr einatmen zu müssen. In dieser Situation sind Zuwendung, Berührung und einfühlendes Handeln gefragt, um rasch erkennen zu können, welche Interventionen und Maßnahmen erforderlich sind. Die Atemtherapeutin verbindet sich mit dem eigenen Atem, bleibt dadurch innerlich in der Weite und Ruhe, vermittelt dem Patienten so Sicherheit und führt ihn zur Anbindung an den eigenen Ausatem. Folgt der Patient dem Ausatem, durchdringt er die Angst und Panik, so kommt er wieder zu Atem und beruhigt sich. Angst und Atemnot verebben.

Atemtherapeutische Interventionen bei Atemnot

- Das Fenster öffnen. Das signalisiert dem Patienten, dass Luft in den Raum gelangt und er selbst besser zu Luft kommt, und kühlt den erhitzten Körper ab.

- Blickkontakt suchen und halten. Das zeigt, dass man da ist, den Patienten nicht verlässt und die Situation mit ihm zusammen durchsteht.
- Klare Anweisungen geben.
- Die Atemführung übernehmen. Laut mitatmen, im eigenen Atemrhythmus, ohne Übertreibung, den eigenen Ausatem geräuschvoll ausströmen lassen.
- Nur Ja/Nein-Fragen stellen.
- Die Lippenbremse anbahnen. Die Oberlippe wird zum Hindernis im Ausatemstrom und bremst ihn, dadurch gelangt er langsamer und dosierter in den Außenraum, vertieft sich und hemmt das hektische Einatmen.
- Den Atem in der Lippenbremse auf /f/, /s/, /sch/ entlassen.
- Atementlastende Körperhaltungen anbieten.
- Wenn der Patient Berührung zulässt: Halt geben durch Berührung am unteren Rücken.
- Mit den Händen vom Becken über die Beine die Atembewegung nach unten geleiten, die Wahrnehmung zu den Füßen lenken.
- Im Kutschersitz: Die Hände im Ausatem über den Rücken nach unten zum Kreuzbein gleiten und als Ankerpunkt dort verweilen lassen.

Der Patient erfährt durch die Atemtherapeutin, welche Maßnahmen in der Notsituation Abhilfe und Erleichterung schaffen. Ziel ist, dass er diese Maßnahmen erlernt und selbstständig durchführen kann, um im Umgang mit Atemnot Sicherheit und Selbstwirksamkeit bzw. Selbstkompetenz zu erlangen.

Durch die Anleitung der Atemtherapeutin erkennt der Patient frühe Anzeichen einer sich anbahnenden Atemnot und kann ihr so frühzeitig entgegenwirken. Auch die Angehörigen werden mit einbezogen und erlernen diese Interventionen für sich und den Sterbenden.

3.4   Die finale Atmung („Rasselatmung")

Wie schon der Name verrät, handelt es sich um eine geräuschvolle Atmung – manche nennen diese Art von Atemnot auch „Todesrasseln" –, verursacht durch Luftturbulenzen in den Sekreten, die sich im Oropharynx und in den Bronchialästen ansammeln. In den letzten Lebenstagen und -stunden sind die Patienten durch die zunehmende Entkräftung oder Bewusstseinsstörungen oft nicht mehr in der

Lage, angesammeltes Sekret oder Speichel zu schlucken oder abzuhusten. Das zeigt sich in einer raschen Zunahme der Speichelsekretion, Bewusstseinstrübung oder Bewusstlosigkeit und einem Verlust des Schluckreflexes. Ca. 80 % der palliativen Patienten durchlaufen eine Phase der Verwirrtheit. Die Möglichkeit einer Pneumonie-Entwicklung ist gegeben, insbesondere bei Patienten mit Lungen- und Hirntumoren. Das in dieser Phase häufig entstehende Atemgeräusch kann recht laut sein und wird von den Angehörigen oft als beängstigend und sehr belastend wahrgenommen.

Hier braucht es Aufklärung, um unnötige Ängste zu vermeiden. Das Rasseln im Atem von Sterbenden ist kein Ausdruck von Atemnot oder Leiden!

Finale Atmung
Unterschieden werden zwei Formen:

Typ 1:

- Rasche Zunahme der Speichelresektion
- Der Patient ist bewusstseinsgetrübt oder bewusstlos
- Rascher Verlust des Schluckreflexes in den letzten Lebensstunden

Typ 2:

- Bronchiale Schleimsekretion nimmt über mehrere Tage zu
- Der Patient ist wach, aber zunehmend schwächer und damit unfähig, kraftvoll Sekret abzuhusten
- Möglichkeit einer Pneunomie-Entwicklung mit zusätzlicher Belastung ist gegeben (häufig bei Patienten mit Lungen- oder Hirntumoren zu beobachten)

Schnappatmung (präfinale Atemstörung)
Die Schnappatmung kann als die Zurücknahme des zentralen Atemantriebs und der Nerventätigkeit gesehen werden. Nun beginnt die eigentliche Agoniephase des Sterbens. Der nachlassende Stoffwechselprozess führt zum langsamen Verlöschen der Lebensprozesse. Erkennbar ist dies an einem schwindenden Bewusstsein, einer röchelnden Atmung, einem schwächer werdenden und unregelmäßigeren Puls. Die Erschlaffung der Muskulatur schreitet fort, die Nervenreflexe erlöschen. Mit dem Ausfall der zentralen Steuerungsmechanismen werden die Bewegungen und Lautäußerungen unkoordiniert. Die Atmung verändert sich stark und findet zunehmend nur noch im Bronchial-Kehl-Raum statt, ohne einen Gasaustausch in der Lunge.

3.5   Der Tod des Organismus

Sterben ist ein Prozess, wir sterben nicht „auf einmal" (vgl. Borasio 2012, S. 17). Vielmehr schränken die einzelnen Organe ihre Funktion immer weiter ein, bevor sie ihre Tätigkeit schließlich ganz einstellen. In dieser Phase kommt es meist zur sogenannten Kreislaufzentralisation: Herzferne Körperregionen werden zunehmend weniger durchblutet, um die Versorgung der inneren Organe und des Gehirns aufrechtzuerhalten: „Dies geht einher mit einem Blutdruckabfall, worunter besonders die Funktionsfähigkeit der Nieren stark leidet. Der eigentliche Tod stellt einen Zusammenbruch der koordinierten Tätigkeit der lebenswichtigen Körperorgane dar, deren Hauptfunktion es ist, das Gehirn mit Zucker und Sauerstoff zu versorgen. Der äußere Ausdruck des Zusammenbruchs ist das Erlöschen der Herz- und Atemtätigkeit" (Borasio 2012, S. 17).

Verliert eines der lebenswichtigen Organe (Herz, Lunge, Leber, Niere und Gehirn) seine Funktionsfähigkeit, kann dies zum Tod führen: „Alle Prozesse, die zum Tod führen, tun dies durch die direkte oder indirekte Schädigung eines oder mehrerer dieser Organe. Man könnte also sagen, dass es fünf physiologische Haupttodesarten gibt: den Herz-Kreislauf-, den Lungen-, den Leber-, den Nieren- und den Gehirntod" (Borasio 2012, S. 17 f.).

Bei den Symptomen des Lungentods steht die Atemnot im Vordergrund. Je rascher sich die Lungenfunktion verschlechtert, desto höher ist die Symptombelastung. Entsprechend hohe Medikamentendosen werden dann notwendig, und die atemnotbedingte Angst kann sehr belastend sein. Bei chronischer Atemschwäche hingegen kommt es, so Borasio (2012, S. 18 f.), „meistens zu einem friedlichen Tod im Schlaf, da sich der Körper an hohe Kohlendioxid-(CO_2-)Spiegel im Blut gewöhnt und irgendwann friedlich in eine sogenannte CO_2-Narkose gleitet".

Der Körper hat ein Wissen ums Sterben

Alle Lebewesen werden geboren und müssen sterben, und zwischen diesen beiden Vorgängen gibt es „erstaunlich viele Parallelen", so Borasio (2012, S. 23): Beide seien „physiologische Vorgänge, für welche die Natur Vorkehrungen getroffen hat, damit sie möglichst reibungslos verlaufen. *Beide laufen in den meisten Fällen am besten ab, wenn sie durch ärztliche Eingriffe möglichst wenig gestört werden*" (Borasio 2012, S. 23, Hervorh. im Orig.).

Der Körper weiß, wie er geboren wird und wie er sterben kann. Der Fötus bahnt sich den Weg aus dem Geburtskanal hinaus, und am Lebensende bahnt sich die Seele den Weg aus dem physischen Körper hinaus. Dabei begleitet uns der Atem vom ersten Schrei bis zum letzten Atemzug.

Nichts von all den materiellen Dingen, die wir im Leben anhäufen, können wir am Ende mitnehmen, nichts müssen wir mehr tun. An die Stelle des gewohnten Etwas-tun-Müssens kann ein Sich-tragen-Lassen, ein Geschehenlassen, ein Sich-atmen-Lassen treten. Kämpfen kann als sinnlos erkannt und zugunsten eines vertrauensvollen Sichergebens und Hingebens aufgegeben werden.

Beim Verlassen dieser Welt breitet sich eine tiefe, unfassbare und unbegreifliche Kraft aus. In dem Moment ist kein Leid mehr vorhanden, aber auch keine Freude darüber, dass das Hinübergehen vollbracht ist. Es fühlt sich wie eine Essenz an, die Essenz von dem Leben des Menschen der gegangen ist, die Lebendigkeit in sich trägt. Oftmals stellt sich Versöhnlichkeit ein, ein unbeschreiblicher Frieden und eine ungewöhnliche Ruhe erfüllen den Raum. Die Palliative Atemtherapie kann auf diesem letzten Weg unterstützen und eine Begleitung für die Hingabe an den letzten Ausatem sein.

Palliative Atemtherapie: Wirkfelder und Arbeitsweisen

> *„Keine medikamentöse Therapie kann das Sicherheits-*
> *und Vertrauensgefühl ersetzen, das durch Ruhe, Da-Sein,*
> *aktives Zuhören, Empathie und Kompetenz entsteht.“*
>
> *(Weissenberger-Leduc, 2008, S. 121)*

4.1 Atemtherapie als Element der Palliative Care

Der Begriff „palliativ" kommt vom lateinischen Wort *pallium* für „Mantel, den Mantel um jemanden legen" und bedeutet im übertragenen Sinne: jemanden umhüllen und seine Beschwerden lindern, ihm Geborgenheit und Wärme schenken. „Care" ist das englische Wort für Fürsorge, Pflege. „Palliative Care" steht somit für eine umfassende Versorgung, Betreuung und lindernde Behandlung, die schwerstkranke und sterbende Patienten und ihre Angehörigen umhüllt und schützt.

Das Hauptanliegen ist nicht mehr, das Leben zu erhalten, sondern die Schmerzen zu lindern und die Wünsche, Sorgen und Bedürfnisse des sterbenden Menschen zu berücksichtigen. Physische, psychosoziale und spirituelle Probleme werden gleichrangig behandelt. Die Begleitung der Angehörigen in dieser Phase ist eine wichtige Säule der Palliativmedizin und der Hospizarbeit.

Die Palliative Atemtherapie kann zum einen im Rahmen einer Palliativstation stattfinden. Die ersten Palliativstationen als selbstständige Einheiten innerhalb von Kliniken wurden in den 1980er-Jahren gegründet. Die dort Mitarbeitenden sind dazu ausgebildet, Menschen am Lebensende unter Einbeziehung der Angehörigen zu begleiten. Zum Stationsteam gehört neben Palliativmedizinern und den entsprechend ausgebildeten Pflegefachkräften in der Regel Fachpersonal aus

S. Hoherz, *Palliative Atemtherapie*, essentials, https://doi.org/10.1007/978-3-662-67112-2_4

den Bereichen Psycho- und Musiktherapie, Ergotherapie, Logopädie, Palliative Atemtherapie, Physiotherapie und Seelsorge sowie ein Sozialdienst.

Außerdem werden Atemtherapeutinnen und -therapeuten in der ambulanten Palliativversorgung, d. h. in SAPV-Teams (Spezialisierte ambulante Palliativversorgung, auf die seit der Gesundheitsreform im Jahr 2007 alle Krankenkassenversicherten einen Anspruch haben) und in Hospizen eingesetzt (Abb. 4.1).

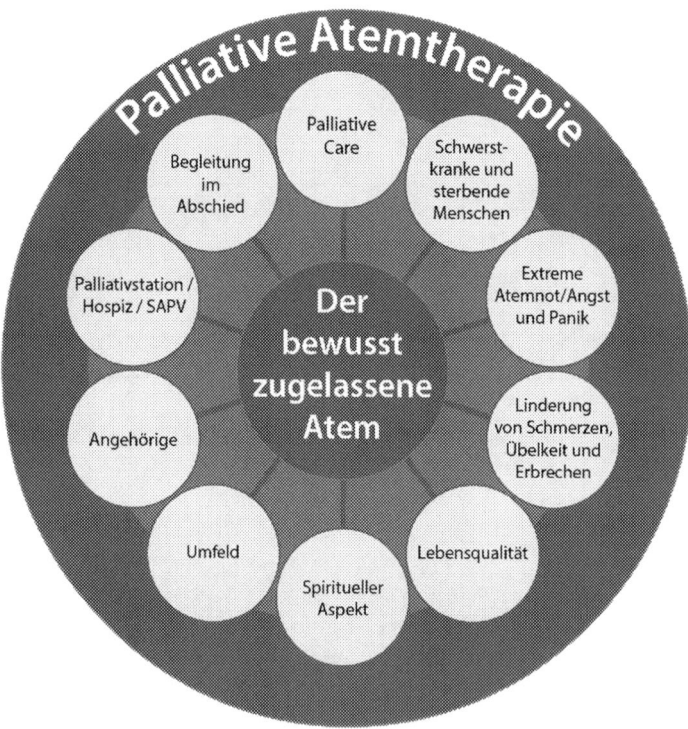

Abb. 4.1 Palliative Atemtherapie in der Palliative Care, Zeichnung: Ingrid Scholl

4.2   Abgrenzung der Palliativen Atemtherapie von anderen Atemtherapieformen

Die Atemgymnastik oder Atemphysiotherapie hat das Ziel, physiologische Parameter der Lungenfunktion zu verbessern bzw. sieht den Atem als eine Funktion an, die es zu optimieren gilt. Ein ganzheitlicher Ansatz ist hier nicht gegeben. Demgegenüber gehen die Atemtherapie und die Palliative Atemtherapie in ihrer Intention über den rein körperlichen Aspekt hinaus und beziehen den ganzen Menschen als Einheit von Körper, Geist und Seele in ihre Arbeit ein, auch seine soziopsychischen Probleme. Der Atem wird ins Zentrum des Geschehens gestellt.

Bei den Maßnahmen der Palliativen Atemtherapie, die einen kräfteschonenden, ökonomischen Umgang mit Belastungen wie Treppensteigen, Aufstehen, Setzen und Heben vermitteln, geht es nicht um Techniken oder Körperübungen im Sinne eines Trainings, sondern um Bewegungen, die ohne zusätzlichen Kraftaufwand im Einklang mit dem Atem möglich sind bzw. die Kraft aus dem Atem nutzen.

In der Atemtherapie und der Palliativen Atemtherapie richtet sich die Aufmerksamkeit auf das Gesunde im Menschen, nicht auf die Krankheit oder die Defizite, ganz im Sinne der Salutogenese (von lateinisch *salus* = gesund, in Ordnung, heil, sicher, erlöst), die nach dem fragt, was uns gesund macht oder erhält. Der Atem stärkt das Gesunde in uns, wodurch das „Kranke" an Kraft und Einfluss verliert. Mit zunehmender Atemfähigkeit wirken die regulativen Kräfte, sprich: die Atemheilkräfte. Bis dahin unbewusste Anteile erschließen sich, treten mehr und mehr ins Bewusstsein und werden schließlich in ein neues Sein integriert.

4.3   Einführung in die Palliative Atemtherapie (PAT)

Palliative Atemtherapie ist eine ganzheitliche Behandlungsform für schwerstkranke und sterbende Menschen, die den natürlichen Atem, seinen Rhythmus und Fluss anregt, unterstützt und stärkt – durch die Präsenz der Therapeutin, ihr genaues Wahrnehmen und Spüren, Gespräche, Berührungen und Bewegungen sowie auf die Bedürfnisse des Patienten abgestimmte Übungen; all das unter Einbeziehung des Atems. Palliative Atemtherapie arbeitet mit achtsamen Berührungen, fließenden und richtungsgebenden Streichungen, leichten Dehnungen, Kreisungen und sanftem Druck. Die Hände der Therapeutin halten, stützen und ruhen spürend auf dem Leib.

Das Ziel: Der Patient soll die eigene Atembewegung bewusst wahrnehmen, ihr Raum geben, Berührung spüren, sich spüren, sich für sein inneres Erleben öffnen.

Besonderes Augenmerk liegt auf dem oberen Atemraum (einschließlich Brust- und Lungenbereich). Dort bauen sich durch die Atemnot viele Verspannungen auf, die sich in tiefer Entspannung zusammen mit hinderlichen Atemmustern auflösen können.

Sterbende sind sehr empfänglich für diese Therapieform, da ihnen am Lebensende außer ihrem Atem nicht mehr viel bleibt, empfinden sie die atemtherapeutische Behandlung nicht als zusätzliche Belastung, sondern vielmehr als eine wohltuende Entlastung, die Wohlbefinden schafft. Schwerkranke und Sterbende nehmen sich oft fast ausschließlich mit Schmerzen und anderen Missempfindungen wahr. Oft reicht eine kleine Intervention, und ein Patient kann seinen schmerzenden, schwachen, leidgeplagten Körper wieder als etwas Lebendiges spüren, schmerzfreie Körperregionen bewusst wahrnehmen, Wohlgefühl erleben. Die Atemtherapie kann hier kleine Inseln schaffen, die es Sterbenden ermöglichen, wieder ein klein wenig Freude zu empfinden.

Kommuniziert wird hauptsächlich durch die Sprache der Berührung, wodurch ein Atemgespräch zwischen Patient und Atemtherapeut entsteht. So können auch Menschen, die sich nicht mehr äußern können oder wollen, erreicht werden. Gelingt die Beziehungsaufnahme, lässt die Atemtherapeutin den Sterbenden in seinem Atem und damit bei sich selbst ankommen, woraus mit der Zeit ein bedingungsloses Ja zu sich selbst und allem anderen erwachsen kann. Die Sehnsucht nach Halt, Nähe, Geborgenheit, Annahme, Trost, Berührung, Ruhe und Frieden sind Lebensbedürfnisse, die am Ende des Lebens oft sehr ausgeprägt in Erscheinung treten und nach Erfüllung verlangen. Die Palliative Atemtherapeutin bezieht diese starken Bedürfnisse sowie letzte Wünsche in ihre Arbeit ein und schafft den nötigen Raum, um sie zu stillen. Therapie meint hier begleiten, Verbundenheit fühlbar werden lassen, dabei helfen, sich zu erinnern; meint eine achtende, liebevolle und urteilsfreie Begegnung.

Mit Patienten, die noch nicht fest ans Bett gebunden sind, kann man an einer atemgerechten Sitz- und Stehhaltung arbeiten und atemorientierte Bewegungen (Aufstehen und Hinsetzen, Treppensteigen, Bücken) üben, die auch der Mobilisation dienen. Patienten, denen das Liegen Schmerzen bereitet, können sitzend (im Rollstuhl oder im Bett) behandelt werden. Oftmals kann über das Lösen der Atemnot auch eine Stimmungsaufhellung bewirkt werden, die den Umgang mit Schmerzen aller Art erleichtert, seien es körperliche, emotionale oder geistige. Wenn Widerstände und das Kämpfen gegen die Krankheit und deren Beschwerden aufgegeben werden können, dann ist Hingabe möglich, durch die Gelassenheit entstehen kann.

Für die Sterbenden wird die Atemtherapeutin oder der Atemtherapeut zu einer wichtigen Bezugsperson. Insbesondere bei der Betreuung im Rahmen der SAPV ist die Nähe und Eingebundenheit in das häusliche Umfeld und den Alltag der Betroffenen und ihrer Angehörigen sehr groß. Bedürfnisse, Sorgen, Nöte, Ängste und Trauer werden in die gemeinsame Arbeit einbezogen, wodurch sie sich wandeln und lösen können.

Am Lebensende geht es darum, die Lebensqualität des Sterbenden zu fördern (worin diese im Einzelnen besteht, kann nur der Betroffene selbst definieren), und darum, ihm durch die Linderung seiner Beschwerden Halt, Sicherheit, Geborgenheit und Vertrauen zu geben.

Wirkweisen
In welchen Bereichen bietet die Palliative Atemtherapie Linderung, Erleichterung und Unterstützung?

Körperlicher Bereich
- *Allgemein:*
  - Stärkung des Immunsystems
  - Förderung der Gewebedurchblutung
  - Beeinflussung des Nervensystems
- *Direkte Arbeit mit der Atmung:*
  - Verbesserung der Atembewegung
  - Ausgleich des Atemrhythmus
  - Kräftigung der Atemmuskulatur
  - Unterstützung der bronchialen Reinigung
  - Weithalten der Atemwege
  - Linderung von Atembeschwerden, insbesondere Atemnot
  - Atementlastende Haltungen und Lagerung
  - Vorbeugung von Lungenentzündungen
  - Tonusregulation und Durchblutungsförderung der Atem- und Atemhilfsmuskulatur
- *Schmerzen, Übelkeit, Erbrechen:*
  - Linderung von schmerzhaftem Abhusten
  - Linderung von Übelkeit und Erbrechen
  - Linderung von Schmerzen und Erschöpfung
  - Beseitigung von Stauungen
  - Lösen von Bewegungseinschränkungen

– Verbesserung der allgemeinen Beweglichkeit, wie z. B. der Gelenke
– Reduzierung der Belastung beim Stehen, Sitzen, Gehen

Psychischer Bereich
- Besänftigung von Unruhe und Angst
- Ausgleich emotionaler Zustände wie Trauer, Wut, Angst, Panik
- Verringerung von Depressivität
- Auflösen von Zweifeln, Verzagen und Resignation
- Aufweichen innerer Erstarrung
- Verbesserung der Entspannungsfähigkeit
- Zulassen von Berührung, in Verbindung mit sich selbst kommen
- Erweiterung der Wahrnehmung auf gesunde und heile Bereiche
- Atemruhe, Atemstille im Herzen
- Stärkung von Ressourcen und Selbstwirksamkeit, Selbsthilfekompetenz
- Verbesserung der Schlafqualität
- Verbesserung der allgemeinen Lebensqualität
- Steigerung des seelischen und körperlichen Wohlbefindens, Ausgeglichenheit
- Erleben von Stille, Geborgenheit, Wärme, Nähe, Gehaltensein
- Erleben von Berührtheit, Kraft, innere Ruhe, Frieden und Dankbarkeit
- Öffnung für neue Erfahrungen, seelischer Anpassungsprozess und die heilsame Verbindung

Spirituelle Ebene
- Öffnung für die spirituellen Aspekte des Menschseins
- Schaffung von Raum für Annahme und Wandlung
- Klares Sehen – das Bewusstsein des Bewusstseins
- Begleitung im Abschied

Soziales Umfeld
- Einbeziehung von und Aufklärung und Unterstützung für Angehörige und Freunde

Durchführung einer Palliativen Atembehandlung 5

5.1 Grundlagen

Mit den Patienten werden Atembehandlungen und Atemübungen durchgeführt. Der Patient liegt in seinem Krankenbett. Die Behandlung wird am bekleideten Körper durchgeführt. Die Therapeutin begleitet das Atemgeschehen mit verschiedenen Behandlungsgriffen, leichten Dehnungen, Streichungen, Kreisungen und Halten und wirkt so auf alle drei Atemphasen der liegenden Person ein. Die Behandlungen sind Gespräche, meist ohne Worte, durch die Berührung: „Die Hand spürt, hört und spricht, sie nimmt entgegen und hütet sich zu befehlen" (Middendorf 1991, S. 87).

Es wird ohne Druck gearbeitet. Die Hand der Atemtherapeutin liegt im Laufe der Behandlung auf verschiedenen Körperregionen. Jedes Mal wartet sie auf den Atem, um diesen unter ihrer Hand zu spüren. Auf diese Weise kann sie die Atemqualität des Patienten deuten und die Phasen von Einatem, Ausatem und Atempause beobachten, wahrnehmen, wie sie zueinander stehen und was für ein Rhythmus sich bildet. Jeder ist in seinem eigenen Atemrhythmus präsent und selbstständig, und dennoch erfahren beide gemeinsam, wie sich der Atem wandelt und was sich in der Körperregion, an bzw. in der gearbeitet wird, verändert. Die verschiedenen Atemräume (unten, oben, Mitte, innen und außen) werden angesprochen, lebendig gemacht und miteinander verbunden. In dieser Räumlichkeit kann sich der Sterbende nicht nur körperlich, sondern vor allem auch geistig-seelisch erfahren. Seine Sinne sind viel weniger nach außen gerichtet, die Berührung lädt ihn ein, den Weg nach innen, zu sich selbst, zu gehen.

Oft reagieren die Patienten mit Kommentaren wie „Oh, das tut gut", teilen sich mit, verbalisieren ihr Erleben. Manchmal jedoch reicht die Kraft nicht mehr aus, das Erlebte ins Bewusstsein kommen zu lassen. Es wirkt dennoch heilsam.

© Der/die Autor(en), exklusiv lizenziert an Springer-Verlag GmbH, DE, ein Teil von Springer Nature 2023
S. Hoherz, *Palliative Atemtherapie*, essentials,
https://doi.org/10.1007/978-3-662-67112-2_5

Das Reden darüber ist nicht notwendig. Ein wortloses Verstehen aus der Tiefe breitet sich in der Behandlung aus.

Achtsame Berührungen – Streichen und Halten – sind in der Palliativen Atemtherapie ein heilsames Mittel, den Patienten gerade dann, wenn die Sprache weggefallen ist, auf eine Art und Weise zu berühren und bewegen, wie er sie vielleicht noch nie in seinem Leben erfahren hat.

Nachruhen
Nach der Behandlung findet immer ein Nachruhen statt, das von großer Bedeutung ist. Die Atemtherapeutin kann in dieser Zeit den Raum verlassen, wenn dies möglich ist, sollte aber im Raum verweilen, wenn der Patient dies wünscht. Es empfiehlt sich, Kopf und Schultern des Patienten dabei mit einer Decke zu umhüllen und ihm damit ein Gefühl der Geborgenheit und des Geschütztseins zu vermitteln.

Begleiterscheinungen
Erwünschte Begleiterscheinungen einer Atembehandlung sind Seufzen, Stöhnen, Jammern und ausgiebiges Gähnen. Sie wirken atemvertiefend, lösend und verbessern die Lungenfunktion, außerdem werden die Botenstoffe Dopamin und Serotonin ausgeschüttet, die die Verarbeitung von schmerzhaften Erlebnissen fördern und ein freudiges Gefühl hervorrufen können. Begleitet die Therapeutin diese Lautäußerungen mit der eigenen Stimme, ermutigt sie den Patienten, dies seinerseits zu tun.

Atembehandlung in der Finalphase
Es gibt Situationen in der Finalphase, in denen eine Atembehandlung mit Atemübungen nicht mehr angebracht ist. Dann stehen die körperlichen und seelischen Grundbedürfnisse im Vordergrund. Vielleicht wünscht sich der Sterbende einfach die Anwesenheit der Therapeutin, ein Gespräch oder das Halten seiner Hand, das gemeinsame Dasein und Im-Atem-Verbundensein. Dabei wirkt die Atempräsenz der Therapeutin auf den Atem des Sterbenden.

Weitere Felder mit achtsamer Zuwendung in der Finalphase können sein:

- einfühlsame Berührungen (z. B. Eincremen der Hände),
- bei Übelkeit die Brechschale halten,
- Schweiß von der Stirn tupfen,
- wenig reden (nur noch Wesentliches),
- den Rückzug erlauben und erleichtern,
- da sein und präsent sein,
- die Situation achtsam wahrnehmen,
- Schmerzen und Leid mit aushalten und tragen.

Innere Haltung der Therapierenden

Aufgrund der schnell wechselnden Befindlichkeiten und Bedürfnisse von Sterbenden benötigen Palliative Atemtherapeutinnen und -therapeuten zusätzlich zum erworbenen Wissen viel Einfühlungsvermögen in die Gedanken-, Lebens- und Symptomwelt des Sterbenden und den Mut, dem eigenen intuitiven Erspüren zu vertrauen. Wichtig ist eine Grundhaltung des Nichtwissens, ein Fragen nach Wegen (Wie finden die Hände, die Stimme, die Haltung, das eigene Sein den Zugang zum anderen?). Ebenso bedeutsam ist die eigene Erfahrung mit Tod und Abschied, die Auseinandersetzung mit dem eigenen Tod, um Menschen im Umgang mit Leid, Angst, Ohnmachtsgefühlen, Sterben, Tod und Trauer begleiten zu können. Die Behandlung von Sterbenden erfordert ein Ja zum Sterben, erfordert, dass das Sterben zugelassen werden darf. Wesentlich ist auch die Anbindung an den eigenen Atem als Kraft, um standzuhalten, auszuhalten, mitzutragen, da zu sein und den Tod mit ins Leben hineinzunehmen, den Patienten und ihren Angehörigen Mut zu machen, sich dem Tod zu stellen. Auch die Atemtherapeutin, der Atemtherapeut durchläuft den inneren Prozess der Sterbephasen, wie Elisabeth Kübler-Ross (2014) sie beschrieben hat.

5.2   Der Erstkontakt

Die ausgeprägte körperliche Schwäche am Ende des Lebens wirkt sich auch auf die Seele und den Geist aus und steht im Vordergrund des Geschehens. Der bzw. die Therapierende sollte sich außerdem der psychosozialen und körperlichen Veränderungen bewusst sein, die eine hohe Anpassungsleistung und Kraftanstrengung erfordern.

Kurz bevor die Palliative Atemtherapeutin den Raum betritt, in dem sich der Sterbende befindet, macht sie sich daher bewusst, dass ihr ein Ausnahmezustand begegnen kann. Der Gesundheitszustand des Patienten kann sich über Nacht extrem verschlechtert haben, oder womöglich hatte er eine schlaflose Nacht. Vielleicht hat er starke Atemnot, eine Panikattacke oder übergibt sich gerade, wenn sie eintritt, und braucht erst einmal Hilfe beim Halten der Brechschale.

Mit dem Eintreten beginnt bereits die Atemarbeit. Wenn die Atemtherapeutin in der sich ihr bietenden Situation präsent ist, präsent mit ihrer ganzen Aufmerksamkeit, mit ihrer Hinwendung, mit ihrem Atem, ist sie als Mensch anwesend.

Am Anfang ist unklar, ob ein Gespräch, eine Behandlung oder beides angeboten wird. Dies ist von verschiedenen Faktoren abhängig und kann erst entschieden

werden, wenn der Kontakt zum Patienten hergestellt ist. Dafür braucht es zuerst
eine ausführliche Auskunft über seine momentane Verfassung und seine aktuel-
len Bedürfnisse und die Bedürfnisse seiner Angehörigen. Dann entscheidet sich,
welche Intervention angemessen ist.

Oft sind Menschen mit einer unheilbaren Erkrankung nicht mehr in der Lage
zu sprechen, oder sie verspüren kein Bedürfnis mehr danach. Sprechen wird als
sehr anstrengend und kräftezehrend empfunden. Im Erstgespräch spielen Worte
meist keine große Rolle, stattdessen stehen die Atmung und die Berührung durch
die Hände im Vordergrund.

Ein ruhiges Dasein und Wahrnehmen sind Grundvoraussetzungen im Erstkontakt. Die Patienten erwarten meist, dass die Atemtherapeutin atemgymnastische
Übungen mit ihnen macht oder ihnen vorgibt, wie sie am besten atmen sollen.
Das ist jedoch nicht der Fall! Dass jemand ihr Zimmer betritt und keinerlei For-
derungen stellt, keine Bitten oder Anliegen äußert, ist für die meisten Patienten
eher ungewöhnlich. Der Sterbende kann einfach so sein, wie es ihm gerade geht,
und schon das wirkt oft erleichternd und ermöglicht ihm ein erstes Aufatmen.

Die palliative Atemtherapeutin muss je nach Situation im Außen nicht viel tun.
Es ist nicht die Ebene des Tuns, sondern die des Seins, die für den Sterbenden im
Vordergrund steht. Da sein, anwesend sein, stilles Lauschen, Zeuge sein, verbunden sein, die Situation mittragen – all das wird als große Hilfe und Erleichterung
empfunden. Selbstverständlich ist die Therapeutin mit ihrem Atem präsent. Da
der Atem das verbindende Element zwischen Körper, Geist und Seele ist, werden
allein durch die bewusste Anwesenheit der Therapeutin in ihrem Atemgeschehen
diese drei Ebenen angesprochen.

Ist der Sterbende in der Lage zu sprechen, findet die Therapeutin im Gespräch
heraus, wie es ihm geht und was er im Moment braucht. Sie kann auch erkennen,
was die Situation von ihm persönlich abverlangt. Hier ist es unerlässlich, Raum
zu geben, damit der Sterbende über seine Gefühle sprechen kann.

Über den Atemrhythmus hört und sieht die Atemtherapeutin, wie es um
den Patienten steht. Auskunft geben Stärke, Tiefe und Rhythmus des Atems,
sowie deren Übergänge vom Ein- zum Ausatem, der Wachheitsgrad, der Kör-
pertonus, Gesichtsausdruck und -farbe und seine Stimme (schwach, brüchig).
Die Behandlung mit den Sterbenden gestaltet sich aus diesen unterschiedlichen
Informationen.

5.3 Das Arbeitssetting

Der Raum hat im palliativen Setting eine größere Bedeutung als in anderen Behandlungssituationen. Wichtig ist, einen geschützten Rahmen, eine beruhigende Umgebung und eine Atmosphäre der Geborgenheit für den Sterbenden zu schaffen, damit Vertrauen und Halt entstehen können. Als Störungsquellen werden empfunden:

- ungünstige Lichtverhältnisse,
- Raumluft, die zu warm ist und zu wenig Sauerstoff enthält,
- offene Türen oder Zugluft,
- Lärm, der im Raum ist oder von außen hereindringt,
- aufgeregte oder zu viele Personen im Raum,
- der als belastend empfundene Besuch bestimmter Personen.

Diese Störungsquellen gilt es bestmöglich zu reduzieren oder ganz zu beseitigen.

5.4 Die palliative atemtherapeutische Arbeit

Da Schwerkranke und Sterbende meist unter starken Schmerzen, Übelkeit, Erbrechen und Ängsten leiden, erfahren sie ihren Körper oft als in einzelne Teile getrennt – sozusagen fragmentiert. Ihr Atem bleibt vorwiegend im oberen Brustbereich, wo sie ihn besser wahrnehmen können. Ihre Wahrnehmung der unteren Körperbereiche ist nicht sehr ausgeprägt. Mit dem Erschließen der Körperräume und deren Verbindung wird wieder ein ganzheitlicheres Empfinden, ja ein Wohlgefühl möglich.

Einbeziehung von Schmerzen
Sehr starke Schmerzen kann die Atemtherapie allein schwer durchbrechen – hier sind Medikamente erforderlich. Schmerzen trotzdem in die Behandlung einzubeziehen ist wichtig.

Wenn der Patient sprechen kann und will, ist es gut, sich den Schmerz beschreiben zu lassen. Mithilfe von Fragen bekommt die Atemtherapeutin wichtige Hinweise, um den Schmerz besser erfassen und eingrenzen zu können: Wie fühlt er sich an? Dumpf, stechend, brennend, leicht pulsierend, pochend? Strahlt er aus? Wenn ja, wohin und wie weit? Verändert er sich? Ist er mal stärker, mal schwächer? Wo genau schmerzt es? Mit welcher Intensität?

Kann eine Berührung nicht zugelassen werden, ist die Möglichkeit gegeben, den Atem über das Wort zu vermitteln und so zu begleiten. Die Atemtherapeutin kann die Hand auf die schmerzende Stelle legen, eventuell das fasziale Gewebe mit den Bewegungen des Ein- und Ausatems bewegen und den Patienten anleiten, trotz der Schmerzen weiterzuatmen, nicht die Luft anzuhalten, sondern sich mit dem Schmerz an den Ausatem anzubinden und ihn den Weg nach unten zu den Füßen, zum Boden finden zu lassen, damit er sich auflösen kann.

Atemrhythmus

Langes Liegen und wenig Bewegung wirken sich auch auf den Atemrhythmus aus, die Sterbenden spüren ihren Körper immer weniger, und der Atem verflacht und verfestigt sich.

Mit der Hand am Trochanter schwingt die Atemtherapeutin mit leichten feinen Bewegungen das Becken an, bis die Bewegung allmählich den ganzen Körper erfasst und bewegt. Dieses Einwirken auf alle Strukturen löst den verfestigten Atemrhythmus, belebt, wird als wohltuend empfunden und wirkt der Starre auf allen Ebenen entgegen.

Atemgerechte Lagerung

Eine wohltuende, atemgerechte Haltung im Sitzen oder Liegen mit Kissen und Hilfsmitteln für den Patienten zu finden ist wichtig und notwendig. Oftmals wird die Hochlagerung des Oberkörpers bevorzugt. Jede Ausrichtung einer Lagerung geschieht immer im Hinblick auf den Atem, wobei der Ausatem genutzt wird, sodass die Muskulatur in einen eutonischen Zustand (Wohlspannung) gelangt und Körperschwere entsteht. Mit dieser kann sich der Körper der Unterlage überlassen, das immer tiefere Einsinken wahrnehmen und sich tragen lassen, einen festen Untergrund spüren, was wiederum zu einem freieren Atemfluss führt und sich auf die Atemruhe ebenso auswirkt wie auf die Psyche. Kleine Ausstreichungen in der Ausatembewegung sorgen dafür, dass alle Gelenke untereinander ausgerichtet werden, damit ist eine Durchlässigkeit für die Atembewegung bzw. den freien Atemfluss gegeben.

Kreisende und haltende Bewegungen

In der atemtherapeutischen Arbeit wirkt das Halten und sanfte Kreisen im Atemrhythmus stark auf die Atemruhe des Sterbenden und vermittelt ihm ein Angenommensein und das Gefühl „Alles ist gut – so, wie es ist". Das löst Verspannungen, wirkt sehr beruhigend und gibt Halt in einer Situation großer Unsicherheit. Die Hände der Therapeutin kreisen am Rücken, in der Seitenlage (der Körper des Patienten wird durch Polster unterstützt), am Brustkorb und am ganzen Leib. Das Halten von Beinen, Füßen, Hände, Armen, Unter- und Oberköper und Kopf im Atemrhythmus und die kreisenden Bewegungen geschieht mit besonderer Aufmerksamkeit für die verschiedenen Körperräume.

Berührungsempfindlichkeit
Oftmals liegt bei den Patienten eine Berührungsempfindlichkeit vor – als Folge der Erkrankung oder der Medikamente, bei großer Schwäche, starkem Gewichtsverlust oder aufgrund von Wassereinlagerungen im Gewebe, vor allem in den Beinen, Füßen und im Bauchraum. In diesem Fall ertragen Sterbende taktile Interventionen oft nicht oder nur schwer. Es gilt dann abzuklären, in welchen Körperregionen Berührung möglich ist und als wohltuend empfunden wird. Der Patient wird aufgefordert, möglichst zeitnah Rückmeldung zu geben, und die Atemtherapeutin beobachtet genau seinen Gesichtsausdruck, Veränderungen des Muskeltonus, Zeichen der Unruhe und andere Reaktionen.

Es kann auch eine Behandlung mit Abstand der Hände zum Körper stattfinden, vorausgesetzt, der Patient kann seine Aufmerksamkeit zu den Händen der Atemtherapeutin lenken und dort sammeln. Erfahrungsgemäß kann der Sterbende die Wirkung durch seine erhöhte Empfindsamkeit trotz des Abstands wahrnehmen und reagiert mit seinem Atem entsprechend. Stauungen und der durch die Wassereinlagerungen entstehende Druck lösen sich und kommen ins Fließen.

Nicht ansprechbare Patienten
Selbst wenn der Patient nicht ansprechbar scheint, kann z. B. eine Hand oder ein Arm gehalten werden. Eine Entspannung macht sich über den Muskeltonus bemerkbar. Das Mitatmen der Therapeutin oder auch ihr Summen oder Singen kann sich beruhigend und wohltuend auf den Sterbenden auswirken.

5.4.1 Der untere Raum

Wenn möglich, beginnen wir mit der Arbeit am unteren Raum, an der Basis, unserem Fundament: Die Füße und Beine des Patienten werden ausgestrichen, leicht gedehnt und gehalten. Das bewirkt ein Herunterleiten des Atems, eine Atemvertiefung und eine Verlängerung des Ausatems. Dem Sterbenden geben wir damit wieder Boden unter den Füßen, was als Halt, Standhaftigkeit und Sicherheit erlebt werden kann. Außerdem lenkt es den Patienten vom Einziehen des Einatems ab und entlastet den überlasteten Thorax. Nach einer entsprechenden Anleitung können auch Angehörige auf diese Weise mit dem Patienten arbeiten und ihn unterstützen.

Das Becken mit dem Kreuzbein und dem Atempulspunkt – Urgrund des menschlichen Seins – und die ihm innewohnende Kraft der Geborgenheit anzusprechen und zu erwecken wird als sehr wohltuend empfunden. Die Atembewegung, die aus der Tiefe des Beckens (dem tragenden Grund) entsteht und sich entfaltet, vermag Vertrauen zu geben und wurde oft noch nie auf diese Weise erfahren.

Übergänge der Beugung stehen in der atemtherapeutischen Behandlung für das Nachgeben, für die Hingabe. Dies fördern wir durch das sanfte Bewegen der Zehen-, Fuß- und Kniegelenke, des Beins im Hüftgelenk und aller anderen Gelenke. Insofern werden durch die Arbeit am unteren Raum die anderen Räume bereits mit angesprochen.

5.4.2   Der obere Raum

Bei Schleimbildung kann ein sachtes Zur-Seite-Neigen helfen, den Schleim zum Abfließen zu bringen.

Zur Entlastung lässt sich der obere Raum mit Schultern, Nacken und Kopf mit leichten Dehnungen öffnen, sodass er durchlässiger wird. Das Anheben und Tragen des Kopfes spricht die gesamte Wirbelsäule an, Hals- und Nackenmuskeln können sich entspannen. Die Hände an Hinterkopf, Stirn und Schläfen beruhigen Grübel- und Denkzwänge. Zu beachten ist, dass die Behandlung am Kopf viel Vertrauen und die Bereitschaft braucht, Kontrolle abzugeben.

Auf der Körperrückseite werden die Schulterblätter gelöst und die Arme leicht in den Schultergelenken bewegt. Das Ausstreichen von Schlüsselbeinen und Brustbein dient als Vorbereitung für die Arbeit am Herzraum, in dem viel emotional Ungelöstes gespeichert ist.

Der obere Raum umfasst auch die Sinnesorgane (Augen, Nase und Ohren), und über den höchsten Punkt des Scheitels erfahren wir Aufrichtung und die Anbindung an etwas Höheres, die Ebene der Spiritualität.

5.4.3   Der mittlere Raum

Die Arbeit im mittleren Raum mit den Flanken, dem Solarplexus und der Mitte wirkt stützend und haltgebend. Sie verbindet den Sterbenden mit der Kraft seiner persönlichen Mitte und entlastet die durch Husten und Erbrechen stark belastete Vorderseite. Mit den Händen am seitlichen Brustkorb wird dieser im Atemrhythmus gehalten. Wenn möglich, werden dabei kleine Impulse für das natürliche Heben und Senken des Brustkorbs gegeben. Auch die Arbeit am Nabel (Nabelkraft) wird als sehr wirkungsvoll empfunden, stellt der Nabel doch die Verbindung zur Mutter, zum Ursprung dar. Hier kann eine besondere Zentrierung entstehen, ein Wiederfinden dieser ursprünglichen Verbundenheit.

5.4.4   Der Vokalatemraum

Die Arbeit mit dem Vokalatemraum wurde von Ilse Middendorf im Rahmen ihrer Atemlehre entwickelt. Das Tönen von Vokalen ist eine besondere Weise, Atemraum zu bilden und die Empfindungsqualitäten der Atemräume hervorzurufen: Der Vokal /u/ spricht den unteren Raum an, /a/ den Außenraum, /e/ den mittleren Raum (besonders die Flanken), /o/ den Innenraum, /i/ den Kopfraum (Middendorf 1984, S. 60 ff.).

Entweder können wir den Vokal schweigend tönen – dies ist mehr ein Kontemplieren – oder hörbar im Ausatem. Die Stimme bewirkt eine ganz sanfte und intime Berührung, bewegt von innen durch ihre feinen Vibrationen. In den Zellen befinden sich sogenannte Vater-Pacini-Körperchen, die feinste Vibrationen in die Empfindungsebene bringen. Zur Sammlung und besserer Empfindung der Vibration können die Hände auf den Körper aufgelegt werden. Wir beginnen mit dem Teil des Körpers, der sich für den Patienten gut anfühlt, und wagen uns nach und nach zu schmerzenden und verspannten Körperstellen vor.

Verlängerung des Ausatems
Ein langes /a/ im Ausatem aushauchen: /ha/. Oft hört das angestrengte Einsaugen beim Einatmen dadurch auf. Mit der Zeit kann das lange /a/ auch zu einem /ja/ werden.

Eine Hilfe für den Einatem
Ein stimmloses ‚A' in den Einatem nehmen. Dies hilft dem Patienten, sich innerlich mehr für die Weitbewegung im Einatem und im ganzen Leib zu öffnen.

5.4.5 Druckpunkte

Bei der Druckpunktarbeit wird sanfter Druck auf verschiedene Punkte an den
Fingern, der Handmitte, an den Füßen oder im Gesicht ausgeübt, was eine
reflexartige verstärkte Ein- und Ausatmung in bestimmten Körperräumen bewirkt,
wodurch nach und nach eine zentrale Atemkraft und die Möglichkeit entsteht,
mehrere Atemräume miteinander zu verbinden. So steht beispielsweise die Ferse
in unmittelbarer Verbindung zum Beckenboden, die Fußmitte ist mit dem mittleren Raum verbunden und Fußzehen und Ballen mit dem oberen Raum. In der
jeweiligen Körperregion wird die Atembewegung angeregt und verstärkt und kann
deutlich wahrgenommen werden.

5.4.6 Umgang mit Gefühlen, Denk- und Verhaltensmustern

Auch durch festgefahrene Verhaltens- und Denkmuster bilden sich, insbesondere in Verbindung mit Schmerz- und Spannungszuständen, starre Atemmuster
aus. Spontaneität und innere Freiheit gehen verloren, positive Gefühle verwan-
deln sich in bedrückte Stimmungslagen. Sterbende Menschen verspüren immer
wieder Angst und Unruhe, die für andere nonverbal spürbar ist, auch wenn sie
nicht benannt wird. Ungelöstes und Ungelebtes beschäftigt und quält sie, das
zu frühe Gehenmüssen oder die Ungewissheit über das, was kommen und dann
sein wird. Oft ist auch die Trauer darüber spürbar, geliebte Menschen zurück-
lassen zu müssen, und die Auseinandersetzung mit Gefühlen, die sich auf alle
Lebensbereiche erstrecken und von Wut und Rachebedürfnis über Reue bis hin
zu Scham und Schuldgefühlen reichen kann. Die Arbeit mit dem Atem kann
auch hier seelische Belastungen wandeln, Annehmen ermöglichen, befreiend und
stimmungsaufhellend wirken.

Kontrollbedürfnis

Auch wenn sich der Sterbende nicht vertrauensvoll dem Prozess überlassen kann,
sondern die Kontrolle behalten möchte, kann die Palliative Atemtherapie unterstützend sein. Durch die Lenkung der Aufmerksamkeit auf das Atemgeschehen hilft sie
dem Patienten, seine Vorstellungen und seine Identifikation mit dem Körper, den
Gedanken und Gefühlen zu erkennen und zu hinterfragen und sich für spirituelle
Aspekte seiner Situation zu öffnen („Was passiert mit mir nach meinem Tod?").
Durch die Wahrnehmung des Atems, der geht und von selbst wiederkommt, kann

die Bereitschaft entstehen, sich vom Atem tragen zu lassen und geschehen zu lassen, was geschieht. Sehr hilfreich und unterstützend sind in solchen Fällen auch Gespräche mit einem Seelsorger oder Psychologen.

Unterdrückte Wut
Durch das Sicheinlassen auf den Atem können Gefühle an die Oberfläche kommen und sich je nach Verfassung auch intensiv zeigen. Körperliche Anzeichen für unterdrückte Wut sind beispielsweise schnelle Reaktionen von Puls und Blutdruck, Missempfindungen (etwa ein Kloß im Hals), dauerndes Räuspern, ein zusammengepresster Kiefer, ein hoher Gesamtkörpertonus, ein schneller stoßweise entlassener Atem, ein gepresster Stimmklang und ein angespannter Gesichtsausdruck. Hinter der Wut liegen meist Gefühle wie Trauer, Angst, Hilflosigkeit, Lebensenttäuschung oder unterdrückte Bedürfnisse. Diese können sich wandeln, wenn es gelingt, sie zu verbalisieren und in die Atembehandlung einzubeziehen.

Den bevorstehenden Tod nicht wahrhaben wollen
Oftmals befinden sich Sterbende, die sehr unruhig sind und kämpfen, in einem Zustand des Nicht-wahrhaben-Wollens. Eine Atembehandlung kann dann schwierig oder gar unmöglich sein, entweder weil der Sterbende es nicht erträgt, angefasst zu werden, oder weil er so gut wie jegliche Beziehungsaufnahme ablehnt.

In solchen Situationen sind, wenn überhaupt, eher Dasein, Zuwendung und Gespräche gefragt. Je nach Weltanschauung kann es sich auch anbieten, gemeinsam zu beten, in die Stille zu gehen oder zu meditieren. Die Anwesenheit der Atemtherapeutin hilft dem Sterbenden, sich zu sammeln und seine Aufmerksamkeit länger aufrechtzuerhalten. Meditation kann für Schwerstkranke und Sterbende sehr hilfreich sein (Borasio 2012, S. 98 ff.).

Ist es gelungen, ein wenig Vertrauen aufzubauen, kann man dem Patienten anbieten, seine Füße, die als die entferntesten Gliedmaßen weniger im Bewusstsein sind, zu berühren und zu halten und in einem zweiten Schritt auszustreichen oder leicht zu dehnen. Wichtig ist, dass alles mit der Einwilligung des Sterbenden geschieht.

In der Zwischenwelt
Manche Sterbende kommen in einen Zustand, in dem sie nicht mehr genau wissen, ob sie noch am Leben sind oder schon am Hinübergleiten. Hilfreich sind dann bewusste, klare und absichtsvolle Berührungen. Im Atemrhythmus berührt und gehalten zu werden vermittelt Sterbenden, die immer weniger Verbindung zu ihrem Körper spüren, dass sie noch am Leben sind.

Vielleicht treten wir am Ende des Lebens in eine tiefe ursprüngliche Verbindung ein, in die Einheit, aus der wir gekommen sind. Sterbende sind manchmal schon für kurze Momente auf der anderen Seite und erleben für sie wichtige Dinge. So erzählte mir ein Patient einige Tage vor seinem Tod, seine Mutter sei dagewesen und habe ihn gefragt, ob er nicht nach Hause kommen wolle. Aus vorherigen Gesprächen wusste ich, dass er seine Mutter hasste. War das eine späte Versöhnung mit seiner Mutter? Hatte er den Hass zu ihr noch aufgelöst? Ihr verziehen? Er sprach in völliger Ruhe und Klarheit darüber, als sei es das Normalste auf der Welt. Dass der Sterbende zwischen den Welten wandelt und nicht mehr „ganz da" ist, ist auch für die Angehörigen oft schwer nachzuvollziehen.

Wenn das Pendeln zwischen den Welten zu Verwirrtheit und Orientierungslosigkeit führt, kann das Kommen und Gehen des Atems, begleitet von Worten, Halt und Sicherheit geben. Wichtig ist, dass die Atemtherapeutin Ruhe ausstrahlt und vermittelt, dass sie den Patienten und sein Sterben nicht als Zumutung empfindet, sondern den Prozess des Sterbens aushält und mitträgt. Das Verbindende ist in diesem Moment das gemeinsame Menschsein.

5.5   Eine atemtherapeutische Behandlung: Fallbeispiel

Herr S., ein 65-jähriger Mann mit metastasierendem Bronchialkarzinom im Endstadium, wird seit fünf Wochen von einem SAPV-Team versorgt. Er lebt mit seiner Frau etwas beengt in einer 2-Zimmer- Wohnung. Er ist mit einem Sauerstoffgerät versorgt, das er ab und zu in Anspruch nimmt.

Bei meinem siebten Besuch erlebe ich einen vor Unruhe und Angst völlig aufgelösten Mann mit Atemnot und Druckgefühl auf der Brust. Frau S. erzählt mir, dass ihr Mann in der Nacht kaum geschlafen habe, erschöpft sei und sich über seine verständnislosen Kinder aufgeregt habe, was ihn sehr mitnehme.

Ich bitte ihn mit beruhigenden Worten und ruhiger Stimme, sich hinzulegen. Im Liegen verschlimmert sich die Atemnot nochmals. Herr S. zieht den Einatem angestrengt in den Brustkorb. Seine Unruhe und Aufgebrachtheit sind deutlich spürbar.

Meine Hände finden ohne große Ansprache direkt unter sein Becken. Zunächst gebe ich ihn mit der Hand am Kreuzbein eine deutliche Berührung, die seine Wahrnehmung auf diese Gegend lenkt. Er kann sich darauf einlassen. Mit einer kräftigen Bewegung der Hände nach unten in die Unterlage im Zurückschwingen seiner Ausatembewegung lade ich ihn immer wieder ein, der Bewegung in die Tiefe zu folgen. Mit der Zeit löst sich die Kreuzbeinregion immer mehr und dringt deutlicher in sein Bewusstsein. Das zeigt mir, dass er sich in der weitenden

Bewegung des Einatems tragen lassen kann. Vermag er Atem zuzulassen, Atemraum entstehen zu lassen? Unvermittelt stellt sich Ruhe ein, begleitet von einem tiefen Seufzer der Erleichterung. Ein erstes Aufatmen, ein Heraustreten aus der unmittelbaren Not. Die erlebte Angst, die Zweifel, die ganze Zerrissenheit durch die ungelösten Probleme – all dies kann wahrgenommen werden.

Dann lege ich meine Hände seitlich ans Becken, warte seinen Atem ab und lasse ihm Zeit, sich unter meinen Händen zu sammeln. Mit den Händen spreche ich ihn an, der Bewegung des Ausstreichens der Beine nach unten zu den Füßen zu folgen. Das Streichen verbindet sich mit dem Zurückschwingen der Bewegung im Ausatem, der sich dadurch mehr und mehr vertieft. Das Bein und die Füße kommen immer mehr ins Körperbewusstsein. Ich lege meine Hände unter Ober - und Unterschenkel, hebe das Bein an und trage es im Atemrhythmus. Im Ausatem sinkt Herr S. mehr und mehr in die eigene Körperschwere, im vollen Vertrauen lässt er sein Bein von mir tragen. Er erlebt, dass da jemand ist, der ihn hält, und das ermöglicht ihm, das Tragende in sich selbst zu spüren und zu verinnerlichen. Ich lege das Bein auf die Unterlage ab und begleite es mit den Worten: „Die Unterlage trägt jetzt Ihr Bein, Sie können es und sich tragen lassen."

Sein Gesicht wirkt sichtbar gelöster. Das Tragende, die Beine, die Füße lassen ihn wieder Boden unter den Füßen, Halt und Standhaftigkeit erleben. Er ist sehr erstaunt darüber, dass er mit solch einer einfachen Intervention wieder zu Atem und Beruhigung kommt.

Nun drängt es ihn, von dem Gespräch mit seinen Kindern zu reden. In ihm steigen Wut, Enttäuschung, Schmerz und Trauer auf. Während er erzählt, liegen meine Hände unter seinem oberen Rücken, und ich spreche Herrn S. von innen her und mit tiefer Sammlung an. Der Rücken beginnt weicher zu werden und kann sich immer mehr in meine Hände übergeben. Er spürt seinen Gefühlen nach, die Augen füllen sich mit Tränen. Ich biete ihm an, den Schmerz mit Tönen, Seufzen, Stöhnen oder Jammern in den Ausatem zu geben. Dies begleite ich mit meiner eigenen Stimme, um ihn zu ermutigen und zu unterstützen, damit er sich erlauben kann, das zu tun. Ein leichtes Schluchzen kommt. Mein Dasein in diesem Moment reicht, um sein Gefühl mitzutragen. Meine Hand und sein Atem finden in ein nonverbales Gespräch. Die Hand spürt und bleibt am Atemrhythmus mit der Botschaft „Ich warte – ich warte dich ab – in deinem Atem kannst du dich abwarten".

Ich beginne am Atemrhythmus zu arbeiten: Meine Hände tasten nach der Atemschwingung. Sie begleiten das Zurückgleiten der Körperwände im Ausatem etwas tiefer, ohne Forderung und Druck. Ich erhalte eine Reaktion in Form eines gelasseneren und tieferen Ausatems. Herr S. kann sich jetzt mehr in die

Tiefe des Beckengrundes entlassen. Der Beginn einer Atemruhe stellt sich ein, der Einatem kommt weniger gezogen und entsteht mehr im Bauchraum.

Das leichte Kreisen meiner Hände im Atemrhythmus im Bereich der Flanken (seitlicher Raum), der Schultern, am Brustkorb, Solarplexus und Herzraum wirken auf ihn beruhigend, ausgleichend und besänftigend.

Ich lege meine Hände auf den Herzraum, und in der Sammlung auf dem Atem und in meiner Tiefe anwesend nehme ich einen gemeinsamen Weg nach innen wahr. In diesem Atemraum entsteht Nährendes und ein Dialog mit dem Unbewussten. Ein aus der Tiefe kommendes, wortloses Verstehen – so würde ich es bezeichnen.

Ein gedankenfreier Raum der Tiefe eröffnet sich, getragen im gemeinsam Menschlichen. Im Zimmer ist eine spürbare Stille entstanden und im Herzraum meines Patienten trotz allem Ungelösten ein tiefer Frieden. Nun überlasse ich ihn seinen Wahrnehmungen, schweige und beobachte achtsam, in welcher Leibgegend Atembewegung wahrzunehmen ist: im mittleren Raum – hier ist die eigene Mitte, der Ort des Zentriertseins.

In dieser Tiefe ereignen sich die Wandlungen, die so wunderbar und wichtig sind auf unserem Weg des Abschiednehmens. Diese Tiefe ist im normalen Leben nicht zugänglich und muss manchmal wohl wortlos erlebt werden.

Ich spüre, dass ein Ansprechen diese besondere, ja fast heilige Situation nur stören würde. Ich weiß darum und freue mich für meinen Patienten. In diesem Moment erlebe ich mich selbst ganz eins mit der Situation, zufrieden und erfüllt von der Dankbarkeit, diese Tiefe erfahren zu dürfen, in der Heilung im Herzen geschieht.

Die Gesichtszüge von Herrn S. sind jetzt völlig entspannt. Sein Ganzkörpertonus hat sich in Richtung Eutonus verändert. Herr S. kann nun liegen und sich tragen lassen im vollen Vertrauen auf etwas, das größer ist als er selbst.

Atemtherapeutische Angebote in der Palliativen Atemtherapie

Entspannen und beleben durch Gähnen

Gähnen ist ein natürlicher, spontaner Atemimpuls, der über das vegetative Nervensystem gesteuert wird. Wird Spannung abgebaut, verändert sich der Tonus – dann wird meist ein Gähnen ausgelöst, was eine stark belebende und selbstregulative Wirkung hat. Darüber hinaus regt Gähnen alle Flüssigkeiten – wie Lymph- und Tränenfluss – im Körper an und beeinflusst die Atmung positiv, denn es

- befreit den Atemfluss,
- regt den natürlichen Atem an,
- bindet an die Atembewegung an und macht sie deutlicher wahrnehmbar,
- vertieft den Ausatem, und der Einatem wird lebendiger,
- verbessert die CO_2-Abgabe und O_2-Aufnahme,
- löst einen festgehaltenen Atemrhythmus.

Sich mit dem Atem verbinden

Ziel ist es, Verbundenheit mit dem Atem herzustellen, um die Verbindung zu sich selbst (wieder-)aufzunehmen und zu vertiefen. Durch das Auflegen der Hände und die Sammlung und Anwesenheit entsteht Kraft:

- Hände auf den Leib auflegen (spüren, wo sie hinmöchten) und die Atembewegung darunter spüren.
- Atempulspunkt mit den Händen ansprechen und die Atembewegung wahrnehmen und begleiten.
- Hände zur Zentrierung auf die Leibmitte legen.

S. Hoherz, *Palliative Atemtherapie*, essentials,
https://doi.org/10.1007/978-3-662-67112-2_6

Duftatem

Zur Vorbereitung wird die Nase durch Ausstreichen und Dehnen angeregt (Zeigefinger an die Innenseite des Nasenflügels legen, leicht seitlich aufdehnen und den einströmenden Einatem wahrnehmen). Ein angenehmer und wohltuender Duft regt die Sinne an und macht den Atem für den Patienten deutlicher wahrnehmbar. Er kann ihn sanft mit der Nase empfangen und einströmen lassen, ohne ihn dabei einzuziehen. Das Strömenlassen des Dufts weitet die Nasenflügel, das Innere und den Eingang der Nase (das Tor des Atems). Wachheit entsteht. Die bewusste Wahrnehmung des Strömens im Atemfluss öffnet die Körperräume nach innen und weitet sie.

Hände berühren und eincremen

Unsere Finger und Handmitten haben eine Entsprechung zu unseren Körperräumen (unterer, mittlerer, oberer Raum), diese Räume werden durch das sorgfältige Eincremen angesprochen und angeregt (s. auch Abschn. 5.4.5). Das Eincremen und Berühren wird angeleitet und dem Tun Aufmerksamkeit geschenkt. Jeder Finger, jeder Nagel und die Handflächen werden liebevoll berührt. Zum Schluss werden die Hände auf der Bettdecke abgelegt – geöffnet oder ineinander liegend. Die so angeregten Hände erhöhen das Lebendigkeitsgefühl und das Empfindungsbewusstsein des Patienten. Dies schafft eine Verbindung zu seinem Atem und damit zu sich selbst. Von der Urbewegung der inneren ‚Weit und schmal-Bewegung‘ kann er sich zutiefst bewegen lassen und sich ihr anvertrauen. Sich den Händen zuzuwenden wirkt beruhigend und zentrierend und fördert die liebevolle Zuwendung zu sich selbst. Er kann sich angenommen, berührt und verbunden fühlen.

Pusten und Hauchen

Ganz sanft in die Handflächen pusten. Der Luftstrom wird deutlich wahrgenommen und der Atem angeregt und belebt.

Den Ausatem verlängernde Übungen

Da schwerstkranke Patienten dazu neigen, den Atem hektisch einzuziehen, konzentrieren wir uns vor allem auf Übungen, die den Ausatem verlängern und die Bronchien weit halten:

- Einüben der Lippenbremse mit dem Patienten: Der Ausatemstrom wird gegen die Oberlippe geleitet.
- Dosierte Lippenbremse (die Lippen werden entspannt aufeinandergelegt, und der Patient dosiert den Lippenwiderstand so, dass die Ausatemluft langsam und kontrolliert ausströmt) in Ruhe und mit entlastenden Stellungen.

- Dosierte Lippenbremse bei Belastung.
- Treppensteigen mit der Lippenbremse: Der Fuß wird auf die erste Stufe gesetzt, der Einatem kommt. Das ganze Körpergewicht wird auf den Fuß verlagert. Die Gewichtsverlagerung kann vorher eingeübt werden. Die Kraft gegen den Boden gerichtet, steigt der Patient mit der Lippenbremse im Ausatem die Stufe hoch. Er wartet eine neue Einatmung ab, bevor er die nächste Stufe nimmt. Ist dieser Bewegungsablauf erlernt, kann er mit der Ausatmung mehrere Stufen bewältigen.

Steigerung von Ausdauer, Kraft und Koordination
Ist der Patient in der Lage dazu, kann im Ein-und-Ausatem-Rhythmus das langsame Gehen mit sinnvollen Pausen geübt werden. Auch das Anheben eines Gewichts kann mit der Ausatmung verbunden werden, um die Ausatemkraft zu stärken.

Weithalten der Atemwege durch entlastende Körperstellungen
Die folgenden Körperstellungen entlasten Brustkorb, Wirbelsäule, Nacken und Atemhilfsmuskulatur so, dass die Atembewegung freier fließen kann und der Ausatem sich vertieft. Der Patient sollte mehrere atemerleichternde Körperstellungen kennenlernen und ausprobieren:

- Seitenlage mit erhöhtem Oberkörper.
- Kutschersitz (im Sitzen wird der Oberkörper durch Abstützen der Ellbogen auf den Knien entlastet),
- Reitsitz (im Sitzen die Ellbogen auf der Stuhllehne abstützen),
- Torwartstellung (wie ein Torwart im Stehen die Hände auf den Knien abstützen),
- Im Stehen die Arme auf Kopfhöhe an die Wand lehnen (entlastet die Brustwirbelsäule),
- Im Stehen die Arme auf einem Gegenstand in Tischhöhe abstützen.

Husten
Wir unterscheiden zwischen *produktivem Husten* (Abhusten von Schleim oder eingeatmeten Fremdkörpern) und *unproduktivem Husten* (quälender, nutzloser Reizhusten, der keinen Schleim nach außen befördert; unkontrollierter Husten, der die feinen Flimmerhärchen schädigt, die für die natürliche Reinigung der Lunge zuständig sind). Grundsätzlich ist darauf zu achten, dass die Patienten nicht pressen, die Luft anhalten und verkrampfen. Starker Husten, besonders dann, wenn er bis zum Erbrechen geht, stellt eine große Herausforderung für die Betroffenen dar. Häufig sind sie nach einem Hustenanfall total erschöpft. Die Palliative Atemtherapeutin zeigt den Patienten, wie ein schonendes Husten erreicht werden kann, das den Körper entlastet und Verspannungen entgegenwirkt:

- Entlasten des Brustkorbs und der Atemwege durch atemerleichternde Körperstellungen.
- Einer Überlastung der Nacken-, Brustkorb- und Bauchmuskulatur durch lösende Bewegungen in Verbindung mit dem Atem und der Atembehandlung entgegenwirken.
- Einer Harninkontinenz oder dem Urinabgang beim Husten durch atemgerechte Körperpositionen entgegenwirken.
- Bauchpresse: effektiver Einsatz der Abdominalmuskeln in Verbindung mit der Atembewegung.
- Atemgerechtes Sitzen auf den Sitzhöckern anleiten, damit sich das Zwerchfell frei ausbreiten kann.
- Um die Atemwege beim Husten geöffnet zu halten, ist das Husten gegen einen Widerstand (z. B. ein Taschentuch) sinnvoll. Dabei blähen sich die Wangen mit der Atemluft ein wenig auf.
- Den Patienten durch einen Strohhalm atmen und tönen/summen lassen.

Viele Patienten atmen durch den Mund statt durch die Nase. Das erhöht nicht nur die Infektionsgefahr, auch die eingeatmete Luftmenge ist zu groß – dadurch werden die Bronchien überdehnt. Beim Einatmen durch die Nase zieht der Luftstrom über Nase und Rachenwand in die Bronchien und wird dabei erwärmt, befeuchtet und gereinigt, und die Kopfräume werden belebt. Aus diesem Grund sollte die Nasenatmung angebahnt werden.

Angehörigenarbeit 7

Die Palliative Atemtherapie spricht nicht nur den Patienten in der Atembehandlung an, sondern auch das gesamte Umfeld des Sterbenden: seine Angehörigen und Freunde (in der Hospizbewegung wird gerne von „Zugehörigen" gesprochen), das Pflegepersonal und die Mediziner. Insofern arbeitet eine Palliative Atemtherapeutin innerhalb eines extremen Umfelds, das von Atemnot, Schmerzen, Verwirrung, Zweifel, Tragik, Ängsten und Panik geprägt ist, auf indirekte Weise mit allen, mit denen der Sterbende mehr oder weniger eng verbunden ist. Und nicht nur der Patient selbst, sondern auch seine Angehörigen durchlaufen einen ähnlichen Prozess wie der Sterbende.

Eine schwere Erkrankung ist ein gewaltiger Einschnitt mit existenziellen Folgen für die Betroffenen und ihr Umfeld. Pläne und Ziele müssen aufgegeben werden oder verändern sich, das Leben, wie es bisher war, wird nicht mehr gemeinsam weitergehen, verlangt einen ungewollten Abschied und steuert auf einen Verlust zu, der nicht aufgehalten werden kann. Besonders schwer wird es für alle, wenn Kinder kurz davor stehen, die Mutter oder den Vater zu verlieren, oder wenn junge Menschen aus dem Leben gerissen werden.

Der Tod kann am Ende sehr schnell kommen, auch wenn es in den Tagen davor noch keine eindeutigen Hinweise darauf gegeben hat. Drei Viertel aller Sterbenden erleben ihre letzten beiden Tage bei getrübtem Bewusstsein, und ungefähr 90 % sind in ihrer letzten Stunde bewusstlos. Der Tod ist das Abschiedsgeschenk, der bleibende letzte Eindruck.

Die Begleitung der Angehörigen in der Abschieds- und Trauerphase ist eine wichtige Säule der Palliativmedizin und der Hospizarbeit – und somit auch der Palliativen Atemtherapie.

Trauernde haben laut William Worden im Wesentlichen „vier Aufgaben zu bewältigen:

© Der/die Autor(en), exklusiv lizenziert an Springer-Verlag GmbH, DE, ein Teil von Springer Nature 2023
S. Hoherz, *Palliative Atemtherapie*, essentials,
https://doi.org/10.1007/978-3-662-67112-2_7

1. den Verlust als Realität zu akzeptieren,
2. den Trauerschmerz erfahren und durchleben,
3. die Anpassung an eine Umwelt, in der das Verlorene fehlt,
4. dem Verlorenen emotional einen neuen Platz geben, lernen, die Erinnerungen mitzunehmen, und weiterleben" (Borasio 2012, S. 86).

Besonders herausfordernd ist ein plötzlicher Tod, der Tod eines Kindes oder die Häufung mehrerer Todesfälle in kurzer Zeit.

Für die Hinterbliebenen ist es in jedem Fall ein längerer und nicht immer linear verlaufender Prozess, das Sterben und schließlich den Tod eines Menschen zu verarbeiten. Trauer, so schreibt Borasio (2012, S. 86), ist „ein lebenslanger Spiralprozess auf körperlicher, psychischer, sozialer und spiritueller Ebene".

7.1   Einbeziehung der Angehörigen

Bei der atemtherapeutischen Behandlung können die Angehörigen anwesend sein und ganz selbstverständlich mit einbezogen werden. Sie profitieren davon, genießen die Atemangebote, fühlen sich zugehörig und spüren, dass es auch um sie geht. Sie können in Anwesenheit des Patienten ihre Nöte und Sorgen einbringen und ihre Fragen stellen. Das spendet Trost, mindert Ohnmacht und Hilflosigkeit, führt die von diesem Schicksalsschlag betroffenen Menschen zusammen und gibt ihnen den Mut und die Kraft, die Situation gemeinsam durchzustehen. Die Zugehörigen können Schritt für Schritt Abschied nehmen und lernen, die Situation anzunehmen und loszulassen.

Natürlich müssen Angehörige bei der Behandlung nicht dabei sein, sie können die Behandlungszeit auch als kleine Auszeit für sich selbst in Anspruch nehmen, um ihre Gedanken und Gefühle zu sortieren oder notwendige Haushaltstätigkeiten und Gänge zu erledigen – das Wissen, dass ihr geliebter Mensch gerade in guten Händen ist und dass es ihm nachher besser geht als vorher, entlastet sie.

Manchmal möchte ein Sterbender auch abseits der Ohren seiner Angehörigen seine Sorgen, Ängste, Wünsche und was ihm auf dem Herzen liegt, mitteilen. Schwäche und Müdigkeit, der Verlust physischer Funktionen und der eigenen Unabhängigkeit führen oft zu Ärger und Frustration. Auch die Scham, die Krankheit nicht „bewältigt" zu haben, kann quälend sein. Vielleicht bedrücken ihn auch Fragen zu seiner Beerdigung und der Trauerfeier, die er besprechen, oder andere Dinge, die er noch zu seinen Lebzeiten regeln möchte. Oft können Sterbende mit der eigenen Angst noch umgehen, aber mit der der Angehörigen und Freunde nur schwer.

Als Atemtherapeutin wird man ein Teil des intimen Lebens des Sterbenden und seines Umfelds. Oftmals muss das Wohnzimmer zum Krankenzimmer mit Pflegebett und Sauerstoffgerät umgestaltet werden, und der Alltag wird in dieser Krisenzeit extrem herausfordernd. Für viele Angehörige ist es nicht einfach, sich helfen zu lassen.

Die Palliative Atemtherapie bringt Ruhe und eine gewisse Sicherheit in diese Ausnahmesituation und schafft eine besondere Atmosphäre, in der Begegnungen intensiver und wesentlicher werden.

7.2 Atem- und andere Probleme in der Arbeit mit Angehörigen

Das angestrengte Atmen des Sterbenden (s. Abschn. 3.4) überträgt sich häufig auf die Angehörigen, die unbewusst im selben Rhythmus zu atmen beginnen wie der Patient. Ebenso können sich Angst, Hilflosigkeit und der emotionale Zustand des Sterbenden auf sie übertragen.

Es ist daher sinnvoll, Angehörige entsprechend aufzuklären und lindernde Maßnahmen bei Atemnot und Panikattacken aufzuzeigen. Hilft man den Angehörigen, ist auch dem Sterbenden geholfen.

Sauerstoffgabe und Flüssigkeitszufuhr
Ein zentrales Thema in der Angehörigenarbeit ist die Atemnot und damit verbunden die Frage der Sauerstoffgabe, die je nach dem Umfeld, in dem sich der Schwerkranke befindet, unterschiedlich gehandhabt wird (Hospize beispielsweise halten eine Sauerstoffversorgung in vielen Fällen nicht für sinnvoll, da die Atemerschwernis zum natürlichen Sterbeprozess gehört).

Sterbende trinken oft nichts mehr. Das ist für die Angehörigen meist schwer auszuhalten, weil ihnen die Vorteile einer verminderten Flüssigkeitszufuhr am Lebensende nicht bewusst sind:

- weniger Schmerzen,
- weniger Erbrechen,
- weniger Husten und Verschleimung,
- weniger Ödeme in Geweben, Lunge und Bauch,
- erhöhte Ausschüttung von Endorphinen, den morphin-ähnlichen körpereigenen Botenstoffen, die schmerzlindernd und stimmungsaufhellend wirken.

Demgegenüber kann „eine Flüssigkeitszufuhr in der Sterbephase, insbesondere in Kombination mit einer unnötigen Sauerstoffgabe, zu einer deutlichen Leidensvermehrung führen" (Borasio 2012, S. 110).

Den Sterbeprozess verstehen
Der Atem mit seinem Wechsel vom Einatmen, Ausatmen und Innehalten ist ein ständiger Übergang – ein permanentes Sterben und Werden. Damit steht er für unsere „kleinen Tode" im Alltag, die es zu akzeptieren und anzunehmen gilt. Hier kann die Meditation eine große Hilfe sein, weil sie es uns ermöglicht, das Annehmen und Loslassen einzuüben.

Mit Meditation sind hier nicht Entspannungstechniken und esoterische Affirmationen gemeint, sondern ein geistiger Weg in die Stille und Anwesenheit im Innern. Meditation bedeutet, im Leben sterben zu lernen.

Sterbende können lernen, sich vertrauensvoll atmen zu lassen und sich schließlich vom Atem aus dem Leben geleiten zu lassen. Sterben ist Hingabe an den Ausatem. Dieses Wissen über das Sterben ist in unserm tiefsten Innern bereits vorhanden und schon immer in uns angelegt. In tiefer Ruhe geschieht Transformation und diese wirkt sich auch auf die Angehörigen aus.

7.3   Beispiele aus der Praxis

Erfahrungsbericht einer Angehörigen
Eine Patientin, die seit einem Jahr zur Atem- und Stimmtherapie kam, erzählte mir bei einer Behandlung von ihrer sterbenden Mutter, die sie in ihren letzten Lebenstagen hatte begleiten können. Die Mutter lebte im Pflegeheim, litt seit vielen Jahren unter Demenz und erkannte ihre Tochter nicht mehr.

„Mit dem Einsetzen eines unüberhörbaren finalen Atems meiner Mutter wurde ich meines eigenen Atmens gewahr, und in diesem Spüren entstand eine wunderbar tiefe Verbindung zu meiner sterbenden Mutter über das Atmen. So sehr, wie ich es in der ganzen Zeit ihrer Demenz nicht erleben durfte. Das hat mich tief und eindrücklich berührt! Ich bin unendlich dankbar, dass ich mich beim Abschied in dieser Weise mit ihr verbunden fühlen durfte. Ich war erstaunt, dass dies über den Atem, ohne Worte, entstehen konnte. Dies hat in mir sehr viel Frieden und Liebe im Herzen hinterlassen."

Durch Krankheit und den Sterbeprozess kann Heilendes im Herzen geschehen, können Friede, Ruhe und Dankbarkeit einziehen. Es kann Mut machen, Menschen in diesem Prozess in ihre Tiefe zu begleiten. Sich auf den Tod einzulassen, bedeutet den Mut zur Wandlung zu haben, sich ihm trotz aller Widerstände zu stellen und demütig hinzugeben. Die Atemtherapeutin Herta Richter formulierte das in ihrem letzten Seminar 2012 in St. Ulrich so: „Der schwingende Atem lässt uns zu einer Gemeinschaft werden, wir werden Eins. Eins werden mit uns selbst, Eins in uns und mit den Menschen um uns. Eintauchen in das göttliche Geschenk des Atems, eins werden mit der Welt."

Eine Fallgeschichte
Herr M. ist 65 Jahre alt und Rentner. Die Kontaktaufnahme kommt über das Palliativnetz zustande. Wegen starker Atemnot, Erstickungsängsten und Panikattacken erscheint dem Palliativteam, das Herrn M. seit einiger Zeit betreut, eine atemtherapeutische Betreuung angezeigt. Zunächst halte ich Rücksprache mit dem Hausarzt, um die Diagnose und die respiratorische Situation genau abzuklären. Herr M. leidet unter einer chronischen respiratorischen Insuffizienz Typ I, einer chronischen Schmerzstörung mit somatischen und psychischen Faktoren, COPD (Chronic Obstructive Lung Disease), einem Lungenemphysem und Ruhedyspnoe, hat 2006 eine künstliche Herzklappe bekommen und ist seit 2018 auf ein Heimbeatmungsgerät eingestellt.

Beim Erstkontakt zeigt der Patient starke Atemnot und zittert. Er ist untergewichtig, und sein Allgemeinzustand ist geschwächt. Selbstständige Bewegungen, Liegen und Sitzen sind möglich. Er klagt über starke Übelkeit, Mundtrockenheit und Schmerzen beim Atmen.

Atemdiagnostisch zeigen sich folgende Auffälligkeiten: Atmung mit Beteiligung der Atemhilfsmuskulatur, starkes Einziehen des Einatems, wenig Atembewegung im Becken-Bauch-Raum, ein stark verfestigter, fixierter Brustkorb und ein krampfhaftes Halten des ganzen Körpers. Herr M. wirkt unruhig bis leicht panisch.

Bei der Behandlung stehen zunächst die Atemnot, Panik und Erstickungsangst des Patienten im Vordergrund.

In der atemtherapeutischen Arbeit gelingt die Anbindung an den unteren Atemraum über Becken, Beine und Füße sehr gut. Dies bewirkt eine schnelle Erleichterung und eine Vertiefung des Ausatems in den Beckenraum. Halt und wieder Boden unter den Füßen zu spüren stabilisiert und beruhigt den Patienten.

Ein weiteres Ziel ist, die Flexibilität und Schwingungsfähigkeit des Brustkorbs wiederherzustellen. In Verbindung mit dem Lösen der Zwerchfellansätze durch leichte kreisende Bewegungen fördert dies eine sichtbare Atembewegung im mittleren Raum.

Zur Atemvertiefung wird die Lippenbremse angebahnt, außerdem wird das Weithalten der Atemwege durch entlastende Körperhaltungen im Sitzen sowie eine atemgerechte Lagerung im Liegen vorgestellt. Beides fördert einen freien Atemfluss und bringt so Erleichterung beim Atmen.

Im oberen Raum arbeite „ich" an den Halswirbeln, Kopfgelenken, dem Hinterhauptsloch und dem Kopf. Hier fühlt sich der Patient sehr angesprochen, sein Atem wird ruhiger, gelassener und insgesamt lebendiger. Der gesamte Leib kann sich tiefer in die Unterlage einsinken lassen. Eine spürbare Ruhe zieht in den Körper ein. Im weiteren Verlauf der Therapie treten die Panikattacken völlig in den Hintergrund. Zum Muskelaufbau wurde Herr M. zu leichten Kraftübungen in Verbindung mit dem Atem angeleitet. Überanstrengung gilt es zu vermeiden.

Herr M. kann sich gut auf die Atemtherapie einlassen, erweist sich als sehr spürfähig und profitiert in hohem Maße von der Behandlung. Seine Stimmung wird insgesamt heller und freudiger. Manchmal sagt er mit leichtem Bedauern in der Stimme: „Wenn ich das alles hätte empfinden können, als ich noch gesund war, hätte ich bestimmt ein tolles Leben gehabt."

Die Anbindung an den Atem ist so gut gelungen, dass er den Atem beim Anziehen, Treppensteigen, Aufstehen, Bücken und Heben kräfteschonend einsetzen kann, auch das Gehen mit sinnvollen Pausen ist wieder möglich. Die Arbeit mit den Füßen helfe ihm, freier und tiefer zu atmen, sagt er. Dadurch habe sich das Gefühl im Kopf, „besoffen zu sein", und der Schwindel reduziert.

Oft empfängt er mich mit den Worten: „Heute geht es mir so schlecht, Sie können wieder heimgehen!" Dennoch nimmt er mein Behandlungsangebot immer an. Die Behandlung bringt ihn wieder zu seinem Atem und in seine Kraft, lindert Schmerzen und Übelkeit. Es geht ihm danach sichtlich besser. In seinem Gesicht zeigt sich Erleichterung und manchmal sogar ein Lächeln, das zu sagen scheint: „Alles ist gut, so wie es ist."

In seiner letzten Lebenswoche telefonierten wir miteinander. Herr M. äußerte seine Dankbarkeit. „Ich bin so froh, Sie kennengelernt zu haben, und froh, dass Sie mir das alles beigebracht haben. Sonst würde ich gar nicht mehr leben!"

Kurz darauf verstirbt er.

Der Tod ist ein existenzieller Prozess und ein Mysterium. Im Sterbeakt breitet sich eine tiefe, unbegreifliche Kraft aus, die eine Essenz der Lebendigkeit in sich zu tragen scheint. Wir können dem Tod mit bedingungsloser Liebe begegnen und Ja zu allem sagen.

Was Sie aus diesem *essential* mitnehmen können

- Jeder Mensch hat einen ureigenen Atemrhythmus. Mit diesem wieder in Berührung zu kommen hat eine heilsame Wirkung, denn der Atem verbindet Körper, Geist und Seele.
- Den Atem geschehen und sich tragen zu lassen kann sterbenden Menschen in ihrer extremen Schwäche, Atemnot, Angst und Panik Linderung verschaffen.
- Die Begegnung mit dem eigenen Atem eröffnet eine spirituelle Dimension, in der auch Schwerstkranke am Lebensende Ruhe, Frieden, Sicherheit und Vertrauen finden können.
- Die Palliative Atemtherapie wurzelt in der erfahrungswissenschaftlichen Atemtherapie und birgt für Schwerstkranke und Sterbende ein großes Potenzial, das noch nicht überall ausgeschöpft wird.
- Auch die häufig stark belasteten Angehörigen schwerstkranker Patienten können einbezogen werden und einen hohen persönlichen Nutzen aus der Palliativen Atemtherapie ziehen.

© Der/die Herausgeber bzw. der/die Autor(en), exklusiv lizenziert an Springer- 53
Verlag GmbH, DE, ein Teil von Springer Nature 2023
S. Hoherz, *Palliative Atemtherapie*, essentials,
https://doi.org/10.1007/978-3-662-67112-2

Literatur

Borasio, G. D. (2012). Über das Sterben. Was wir wissen, was wir tun können, wie wir uns darauf einstellen (4. Aufl.). München: C.H. Beck.

Brüne, L. (1994). Reflektorische Atemtherapie (3. Aufl.). Stuttgart: Thieme

Dietrich, S. (2014). Atemrhythmus und Psychotherapie. Bad Homburg: VAS.

Dürckheim, K. (2005). Hara – Die Erdmitte des Menschen (16. Aufl.). Frankfurt/Main: O.W. Barth.

Derbolowsky, U. (1991). Atemtherapie in der ganzheitlich orientierten Krankenbehandlung. Mit einem Geleitwort von Ilse Middendorf. Heidelberg: Haug.

Derbolowsky, U., & Derbolowsky, R. (2005). Atem ist Leben. Ein Einführungs- und Übungsbuch. Germering: Psychopädica-Verlag.

Dürckheim, K. Graf (1970). Hara, die Erdmitte des Menschen (4. Aufl.). Weilheim/Obb.: O.W. Barth.

Edel, H., & Knauth, K. (1999). Atemtherapie (6. Aufl.). München: Urban & Fischer.

Faller, N. (2007). Atem und Bewegung. Theorie und 100 praktische Übungen. Wien: Springer.

Glaser, V. (1993). Eutonie. Das Verhaltensmuster des menschlichen Wohlbefindens. Lehr- und Übungsbuch für Psychotonik (4. Aufl.). Heidelberg: Haug.

Halstenbach, I. (1999). Atem aus der Urbeziehung. *Lachesis*, 24, 50–54.

Jacobs, D. (1983). Die menschliche Bewegung. Wolfenbüttel: Kallmeyer.

Knuf, A. (2022). Ruhe da oben! Der Weg zu einem gelassenen Geist. Freiburg im Breisgau: Arbor.

Kübler-Ross, E. (2014). Interviews mit Sterbenden (6. Aufl.). Freiburg i. Br.: Kreuz.

Middendorf, I. (1981). Der Atem und seine Bedeutung für den Menschen (5. Aufl.). Berlin: Institut für Atemtherapie und Atemunterricht.

Middendorf, I. (1991). Der erfahrbare Atem. Eine Atemlehre (7. Aufl.). Paderborn: Jungfermann.

Middendorf, I. (1998). Der erfahrbare Atem in seiner Substanz. Paderborn: Junfermann.

Richter, H. (Hrsg.). (2005). Atemwelten. Einblicke und Gedanken zur Atemtherapie. Wiesbaden: Reichert.

Rutte, R., & Sturm, S. (2003). Atemtherapie. Berlin: Springer.

Schmitt, J. L. (1996). Atemheilkunst (8. Aufl.). Bern: Humata-Verlag Blume.

© Der/die Herausgeber bzw. der/die Autor(en), exklusiv lizenziert an Springer-Verlag GmbH, DE, ein Teil von Springer Nature 2023
S. Hoherz, *Palliative Atemtherapie*, essentials,
https://doi.org/10.1007/978-3-662-67112-2

Veening, C. (1995). Das Bewirkende in der Atemtherapie. Vortrag vom Juni 1947. In
    Waldmatten-Kreis (Hrsg.), Texte zur Erinnerung an Cornelis Veening (S. 14–23). Bonn:
    1995.
Weissenberger-Leduc, M. (2008). Handbuch der Palliativpflege (4. Aufl.). Wien: Springer.

Internetlinks

https://www.dgpalliativmedizin.de/neuigkeiten/startseite/
https://www.hospiz-palliativ-register.de
https://www.dhpv.de/start.html
https://www.charta-zur-betreuung-sterbender.de
https://thewhpca.org

Messe

https://www.leben-und-tod.de

Verlage

https://www.hospiz-verlag.de
https://www.friedrich-verlag.de/pflegen-demenz-palliativ/pflegen-palliativ/

Printed in the United States
by Baker & Taylor Publisher Services